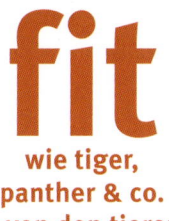

fit

wie tiger,
panther & co.
oder was man von den tieren lernen kann

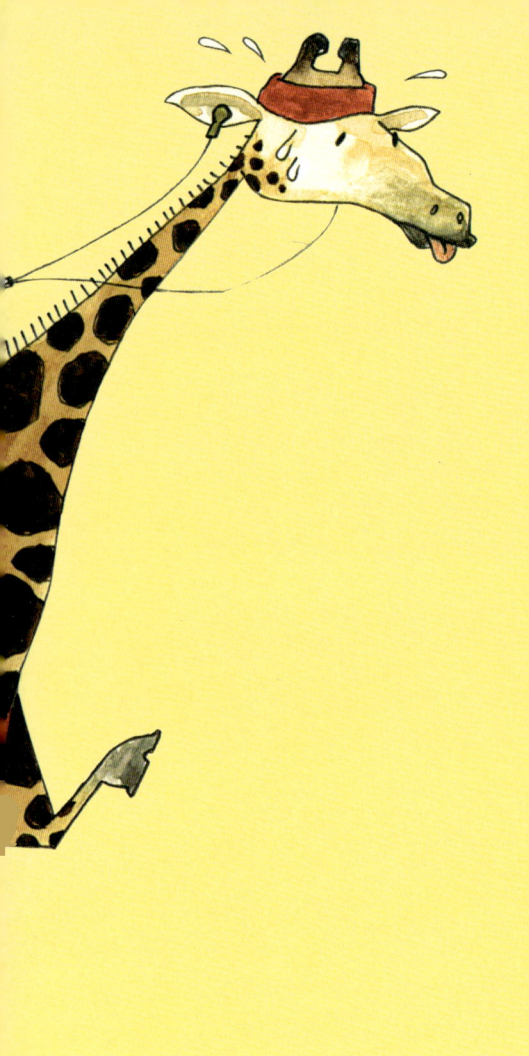

dr. med. ulrich

strunz

fit

wie tiger,
panther & co.

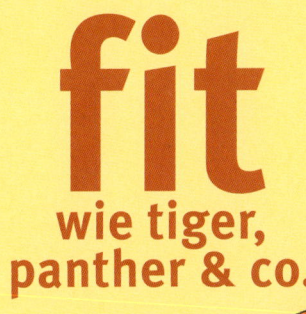

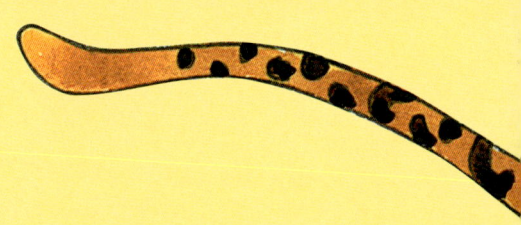

+++ oder was man von den tieren lernen kann +++

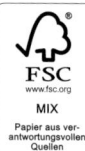

Verlagsgruppe Random House
FSC C021783
Das für dieses Buch verwendete FSC-zertifizierte Papier
Hello Fat matt 1.1 Vol. liefert Condat, Le Lardin Saint-Lazare,
Frankreich.

Originalausgabe © 2011 by Wilhelm Heyne Verlag in der Verlagsgruppe
Random House GmbH, München
www.heyne.de

Redaktion: Marion Grillparzer, Ernst Dahlke
Layout, Satz: Katharina Schweissguth, München
Illustrationen: Geert Schless, London
Umschlag: Martina Eisele, München
Druck und Bindung: RMO, München

Printed in Germany

ISBN 978-3-453-19897-5

Haftungsausschluss: Die Ratschläge in diesem Buch sind sorgfältig erwogen
und geprüft. Sie bieten jedoch keinen Ersatz für kompetenten medizinischen
Rat. Alle Angaben in diesem Buch erfolgen daher ohne jegliche Gewähr-
leistung oder Garantie seitens des Autors und des Verlages. Eine Haftung des
Autors bzw. des Verlages und seiner Beauftragten für Personen-, Sach- und
Vermögensschäden ist ausgeschlossen.

Warum der Hai keinen Krebs kriegt

und Eichhörnchen niemals eine Wampe haben

Inhalt

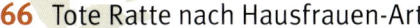

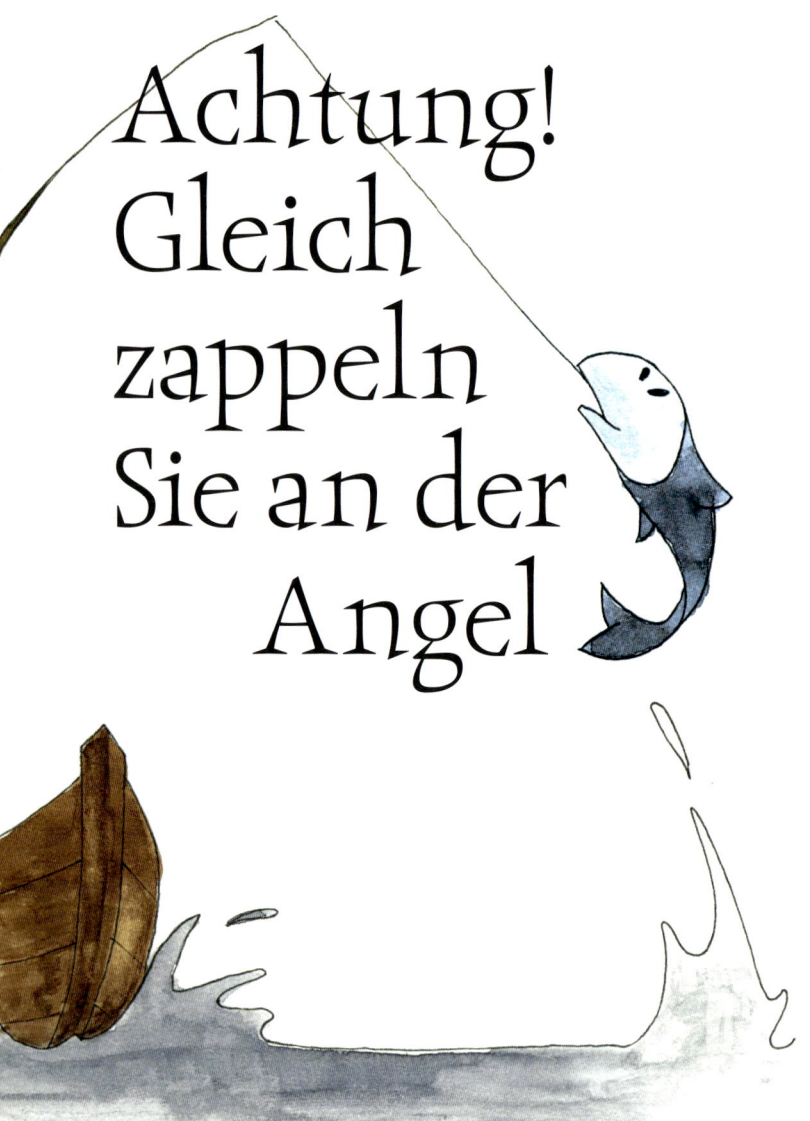

Achtung!
Gleich
zappeln
Sie an der
Angel

Dies ist ein anderes Büchlein, es will Sie nicht nur klüger machen. Es will Ihnen nicht bloß Information vermitteln. Nein – dieses Büchlein will Ihr Leben verändern. Und es wird Ihr Leben verändern.

natürlich besteht das Büchlein aus Buchstaben, aus Wörtern, aus Sätzen. Spricht also Ihr linkes Gehirn an, Ihre Vernunft, Ihren Verstand. Nur – das nützt nichts. Das ändert Ihr Leben nicht. In Wahrheit will dieses Büchlein etwas ganz anderes:

Es will Ihr rechtes Gehirn erreichen. Ihr Gefühl, Ihre Intuition. Nur so gelingt eine Lebensänderung. Und das funktioniert nach einem ganz anderen Prinzip. Nach dem Aha-Prinzip. Hier geht es um eine Sekunde, die eine lebensverändernde Sekunde, in der man die inneren Ohren aufsperrt und sagt: „Moment – was war das? Noch mal! Ja, das ist es. Ja, das will ich auch …"

Das ganze Büchlein versucht, Ihr rechtes Gehirn eine einzige Sekunde zu fesseln. Das funktioniert wie beim Angeln: Der Angler sitzt

stundenlang am See, am Bach und hat die Angel
ausgeworfen. Wartet, tut nichts. Bis dann, in
einer Sekunde, der Fisch anbeißt. Dann hat das
Warten sich gelohnt. Zu dem einen Fisch gehört
eben stundenlanges Warten. Das Spiel in sich ist
schlüssig. Das ist nicht vergeudete Zeit. Die eine
Sekunde – und dann zappeln Sie an der Angel.
Ändern Ihr Leben. Und werden forever young.
Noch einmal: Dieses Büchlein ist also keiner der
üblichen Fitnessratgeber, von denen Sie
durch die unzähligen Rat-Schläge
geradezu erschlagen
werden. Ich
erzähle
Ihnen statt-
dessen Geschich-
ten. Geschichten, die
Ihre rechte Gehirnhälfte
ansprechen, Ihre
Phantasie kitzeln, Ihnen Spaß machen, Sie zum
Lächeln bringen, Sie amüsieren, inspirieren
und hoffentlich zum Nachdenken anregen.
Geschichten von Tieren, die irgendetwas anders machen als wir Menschen. Wussten Sie,

In diesem Sinne wünsche ich Ihnen viel Spaß, Erfolg – und die eine Sekunde, in der der Fisch anbeißt.

10

dass 99 Prozent der Lebewesen auf dieser Erde so viel essen können, wie sie wollen und so oft sie wollen, ohne Übergewicht zu bekommen? Machen die vielleicht etwas anders als wir? Machen die vielleicht etwas richtig? Können wir von denen vielleicht etwas lernen?

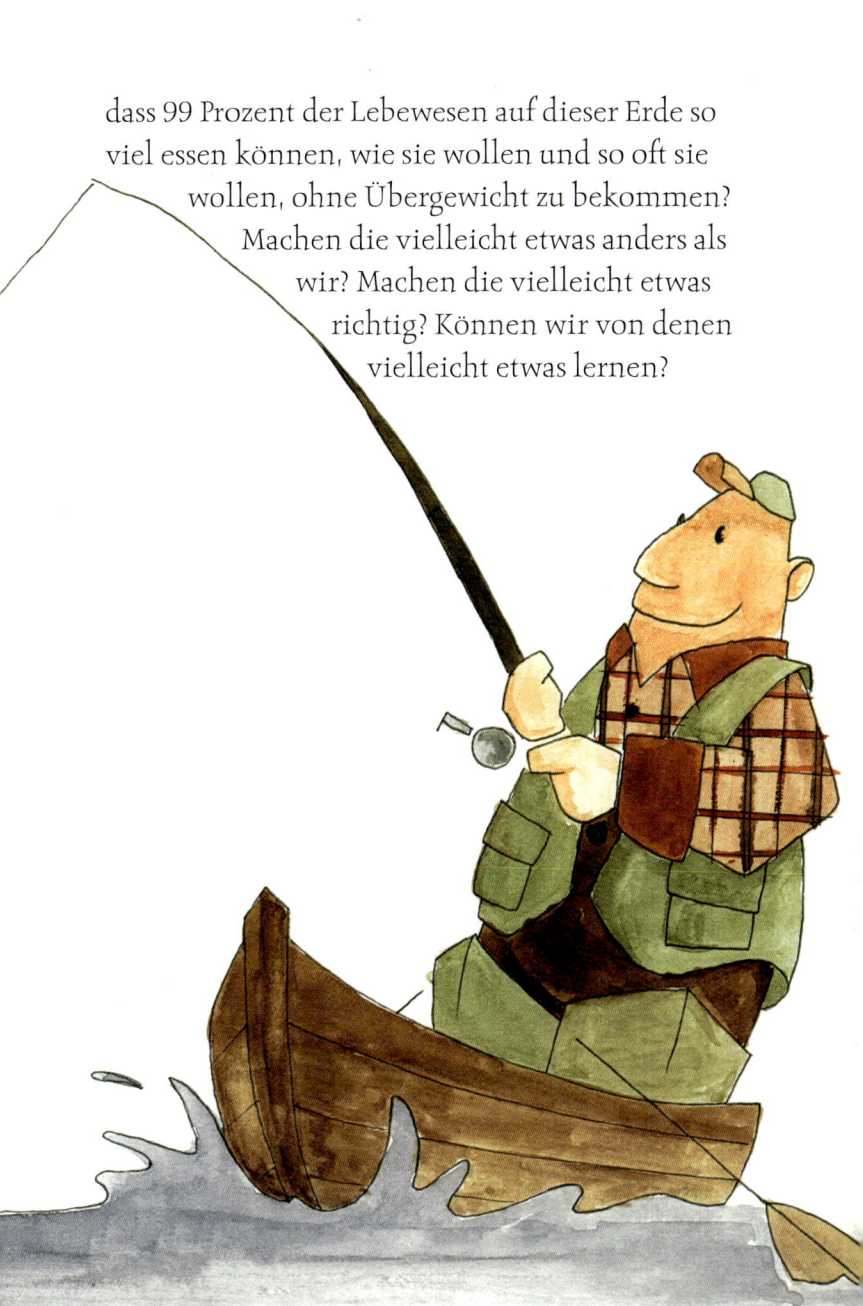

Ameisen glauben, im Leben alles **selbst tun** zu müssen

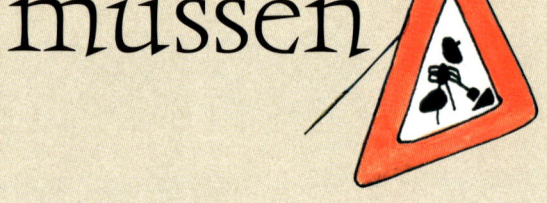

Strampeln sich ab. Sind ständig unterwegs. Eilen geschäftig von links nach rechts und dann wieder von rechts nach links. Fahren früh in die Stadt und abends wieder nach Hause.

12

Und wenn Ameisen einmal sehr erfolgreich sind, werden sie sogar zu Flugameisen. Heben ab, ein paar Tage ihres Lebens. Werden zum Überflieger ein paar Tage ihres Lebens. Sind Sieger für kurze Zeit. Um dann wieder abzustürzen. Wieder am Boden zu krabbeln und ihr Lebtag zu schwärmen von den großen Tagen damals. Ihren Enkeln zu erzählen von ihren Glücksmomenten damals.

Ameisen werden nie verstehen, dass es auch Adler gibt, Tiere, die jeden Tag ihres Lebens abheben, fliegen, Überblick haben, gewinnen. Die nicht die Kraft ihrer Flügel einsetzen, sondern die Kraft des Windes ...

Sind Sie eine Ameise? Gehören auch Sie zu den Menschen, die sich tagtäglich im Schweiße ihres Angesichts abrackern? Fühlen auch Sie sich gestresst und überfordert? Dann bitte zuhören: Wussten Sie, dass Ihr Körper seine Leistungsfähigkeit – körperlich wie geistig – um 70 Prozent herunterfahren kann, ohne dass etwas Nennenswertes passieren muss – meist sogar, ohne dass Sie etwas Besorgniserregendes merken?

Ab dann tut es richtig weh. Auf dem Weg „nach unten" erleben viele „Ameisen" permanente Stressgefühle, zunehmende Trägheit, schleichende Verfettung, Volkskrankheiten wie Bluthochdruck, Gelenk- und Rückenschmerzen, dazu Unzufriedenheit, Unlust und Depressionen.

Kennen Sie das? Wenn dann Ihre Leistungsfähigkeit erst einmal auf 30 Prozent abgesunken ist, lässt der körperliche und seelische Zusammenbruch nicht mehr lange auf sich warten. Im schlimmsten Fall ist es ein Herzinfarkt, ein Schlaganfall oder ein Krebs, der Sie vollends niederschmettert. Warum darauf warten? Tun Sie was dagegen!

Ändern Sie das Spiel … jetzt! Sie können jederzeit, ob mit 30, 40 oder 60 Jahren, wieder bis zu 100 Prozent Ihrer körperlichen und geistigen Leistungsfähigkeit erreichen – und das ist weder besonders schwer noch außergewöhnlich anstrengend, sondern … intelligent.

Wie?

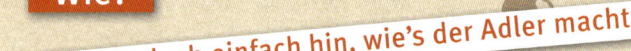
Gucken Sie doch einfach hin, wie's der Adler macht.

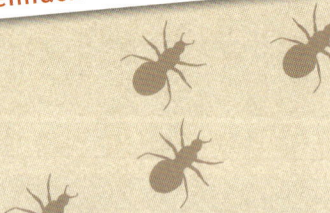

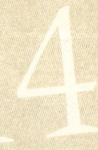

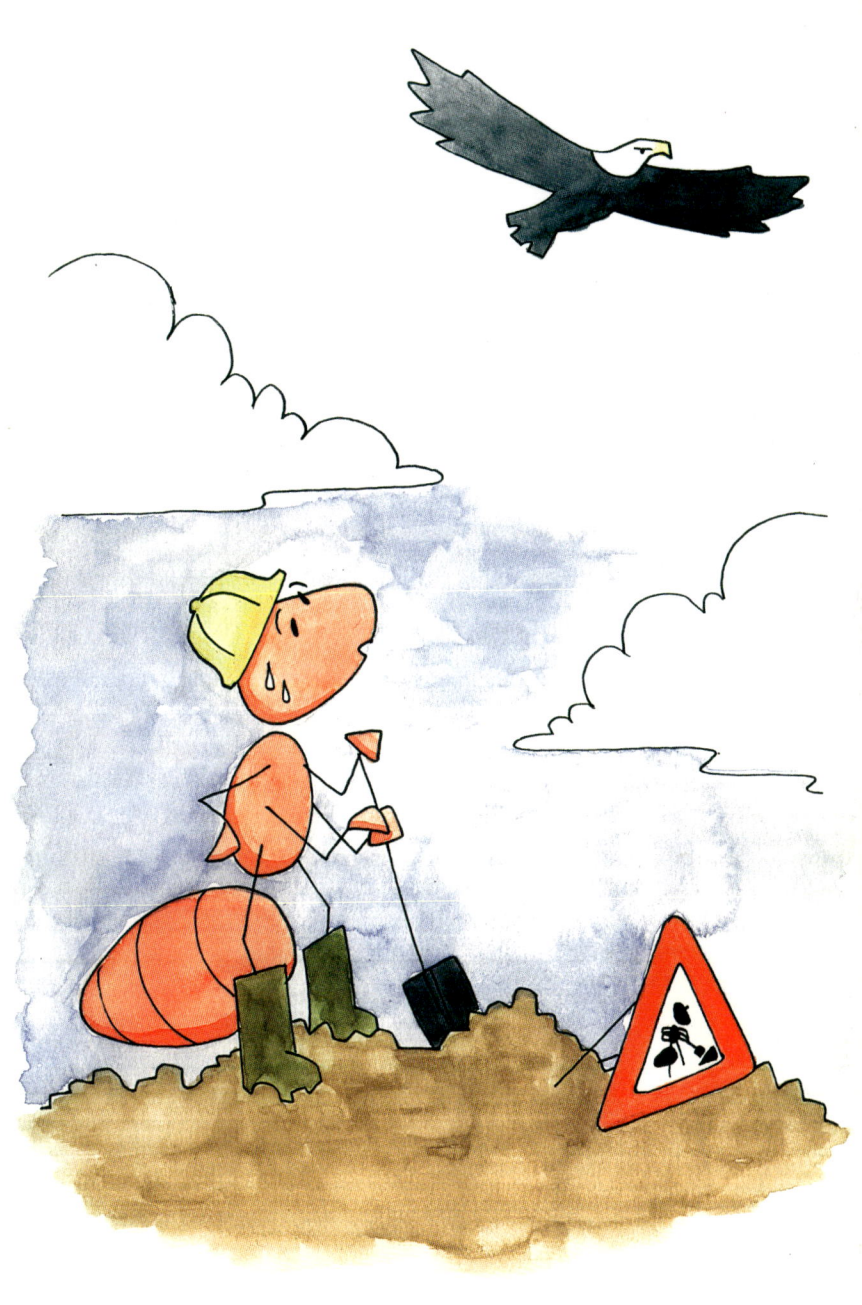

„Junge Adler hören auf ihren Opa"

Der Adler kann's. Der Adler strengt sich nicht an.

Der Adler hat Erfolg mit souveräner Leichtigkeit. Der

Adler fliegt ohne jede Anstrengung. Er nutzt die

Kraft des Windes. Ein e Kraft außerhalb seines Körpers.

Sein Geheimnis.

16

der junge Adler kann's noch nicht. Frisch aus dem Ei geschlüpft, kann er nicht ohne Anstrengung fliegen. Kennt er das Geheimnis noch nicht. Wenn auch Sie auf das Geheimnis kommen wollen, könnten wir ja den Lernprozess des jungen Adlers studieren. Herausfinden, wann und wie er den Trick versteht.

Wie also lernt der junge Adler das Fliegen? Nun, der junge Adler, sagen wir zwei Wochen alt, sitzt am Horstrand. Flattert ein bisschen mit den Flügeln. Und irgendwann wird er mal losflattern und wird vielleicht zwei Meter schaffen und hält sich fest und ist völlig erschöpft. Nun haben junge Adler ziemlich wenig zu tun. Die werden täglich üben. Nach ein paar Wochen, denke ich, wird der Adler 200 Meter schaffen.

200 Meter, dann hält er sich wieder fest und ist völlig erschöpft. An diesem Tag kommt sein Papa zu ihm. Und der sagt: *„Bub, morgen fliegen wir zwei 100 Kilometer".* Da erschrickt der junge Adler. Geht voll Angst zu seinem Opa. Und sagt: *„Du, Opa, der Papa will morgen mit mir 100 Kilometer fliegen. Opa, das kann ich nicht. Ich weiß, wie weh mir 200 Meter tun."* Sagt der Opa: *„Bub, komm mal mit.*

17

Wir zwei fliegen jetzt 200 Meter hoch. Das kannst du?"
„Ja, Opa, das kann ich!" Also gut. Die zwei fliegen
200 Meter hoch. Dort oben sagt der Opa: „Und jetzt
hörst du auf, Bub." „Aufhören? Du, Opa, wenn ich jetzt
aufhöre, bin ich wahrscheinlich tot!", quietscht der
junge Adler, während er nach unten guckt. Da
donnert's zurück: „Bub, glaub deinem Opa!"

Nehmen wir an, der junge Adler glaubt
seinem Opa und hört auf. Was jetzt passiert, wissen wir alle. Der Adler fängt das Schweben an, das
Gleiten, im Nu hat er's verstanden.

Überglücklich fliegt er hinunter zu
seinem Freund, dem Schorsch. Und sagt: „Du,
Schorsch, ich hab's. Wenn du da oben bist, musst du
aufhören! Aufhören!" Wissen Sie, was der Schorsch
zu dem jungen Adler sagt? Der sagt: „Du spinnst."
Und das ist mein Problem mit Ihnen bei diesem
Thema.

Hören Sie auf, sich anzustrengen. Werden
Sie zum Adler. Tauchen Sie ein in eine Welt der
Leichtigkeit und Mühelosigkeit. Nutzen Sie die
Kraft des Windes! Diese Kraft lässt Sie achtsam
werden und lenkt Ihre Konzentration auf Bewe-
gung, Ernährung und mentale Stärke.

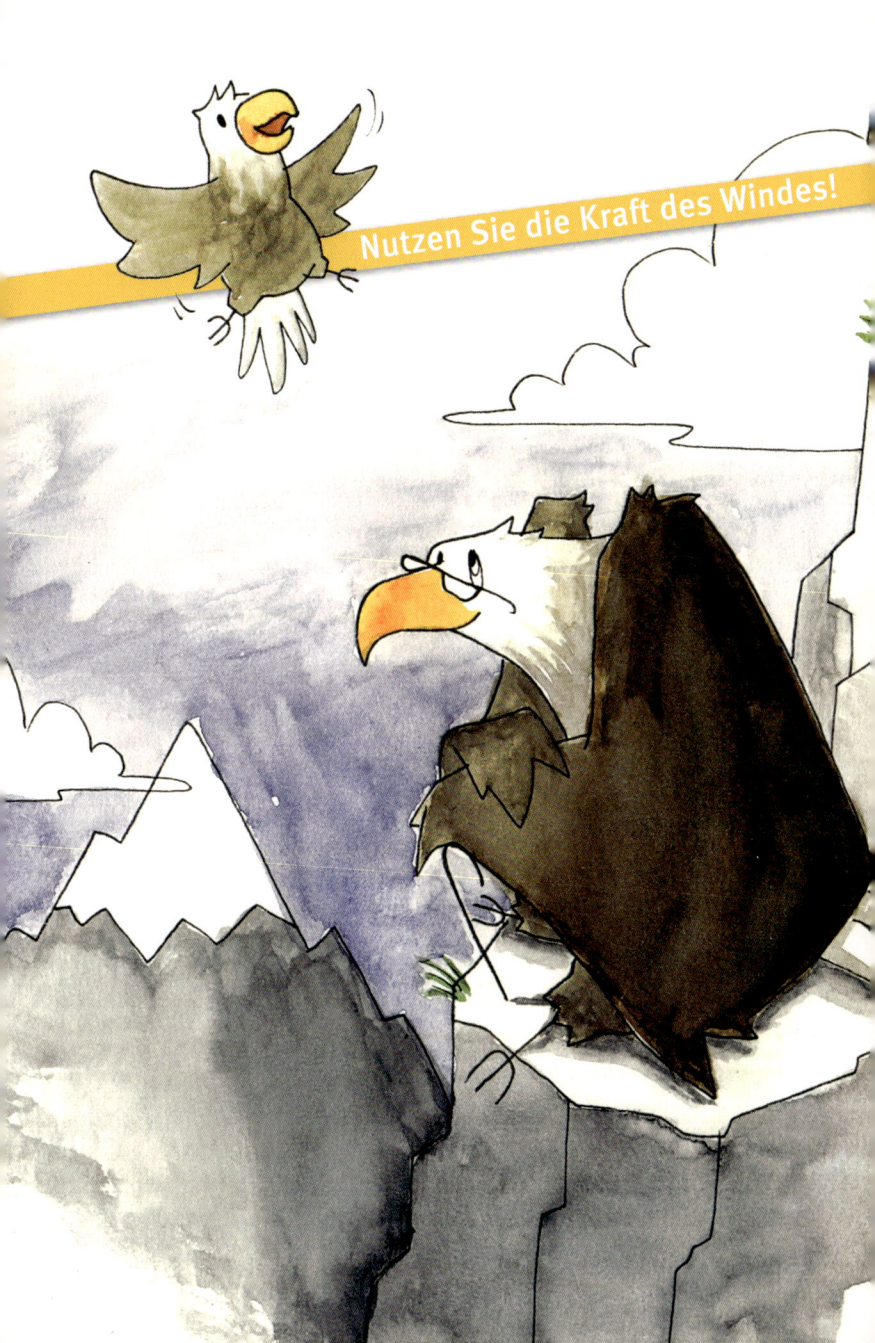

Schon mal 'ne Giraffe am Stock gesehen ?

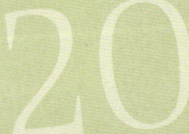

Der wichtigste Satz in der Medizin lautet „use it or lose it". Gebrauch es oder verliere es. Was Sie nicht benutzen, schmeißt der Körper raus. Unerbittlich.

alles raus, was keine Miete zahlt. Wunderbar zu sehen an der Bandscheibe. Haben Sie auch die eine oder andere. Die Bandscheibe wird nicht wie alle übrigen Organe des Körpers ernährt – eine Ader bringt Nahrung hin, eine andere transportiert Schlacken ab – nein …

Die Bandscheibe wird nicht durch Blutgefäße versorgt. Die Bandscheibe, ein Gallertknorpel, ein großes Gummibärchen, ernährt sich durch Diffusion. Ein schwieriges physikalisches Prinzip. Kann nur funktionieren, wenn das Prinzip der Druck-Saug-Pumpe hinzukommt. Schlackstoffe werden herausgepresst, Nahrungsstoffe angesaugt. Und das unablässig. Bewegung also ernährt die Bandscheibe.

Und was tun Sie? Sie hocken drauf. Und wundern sich, wenn jeder Zweite über fünfzig Bandscheibenbeschwerden hat. Die wirtschaftlich teuerste Krankheit Deutschlands.

Das Gleiche passiert mit dem Knieknorpel. Auch der ernährt sich durch Diffusion, durch Bewegung. Bewegung hält den Knorpel am Leben. Wenn Sie nur fünf Minuten sitzen, stirbt er wieder ein bisschen, Sie nennen das Arthrose. Arthrose bekommen die Kaffeehaussitzer, nicht die Läufer. Wir kennen Menschen, die sind schon dreimal um den Globus gerannt, nämlich 120 000 Kilometer, die haben jungfräuliche Gelenke. Natürlich vorausgesetzt, dass die Achsen stimmen.

Und Ihnen sagt man: *„Lauf nicht so viel, du nutzt dir deine Gelenke ab!"* Das müssen Sie Ihrem Hund mal sagen. Oder Ihrer Katze. Oder dem Elefanten, oder der Giraffe, oder der Gazelle, oder der Gämse. Die wissen das nicht.

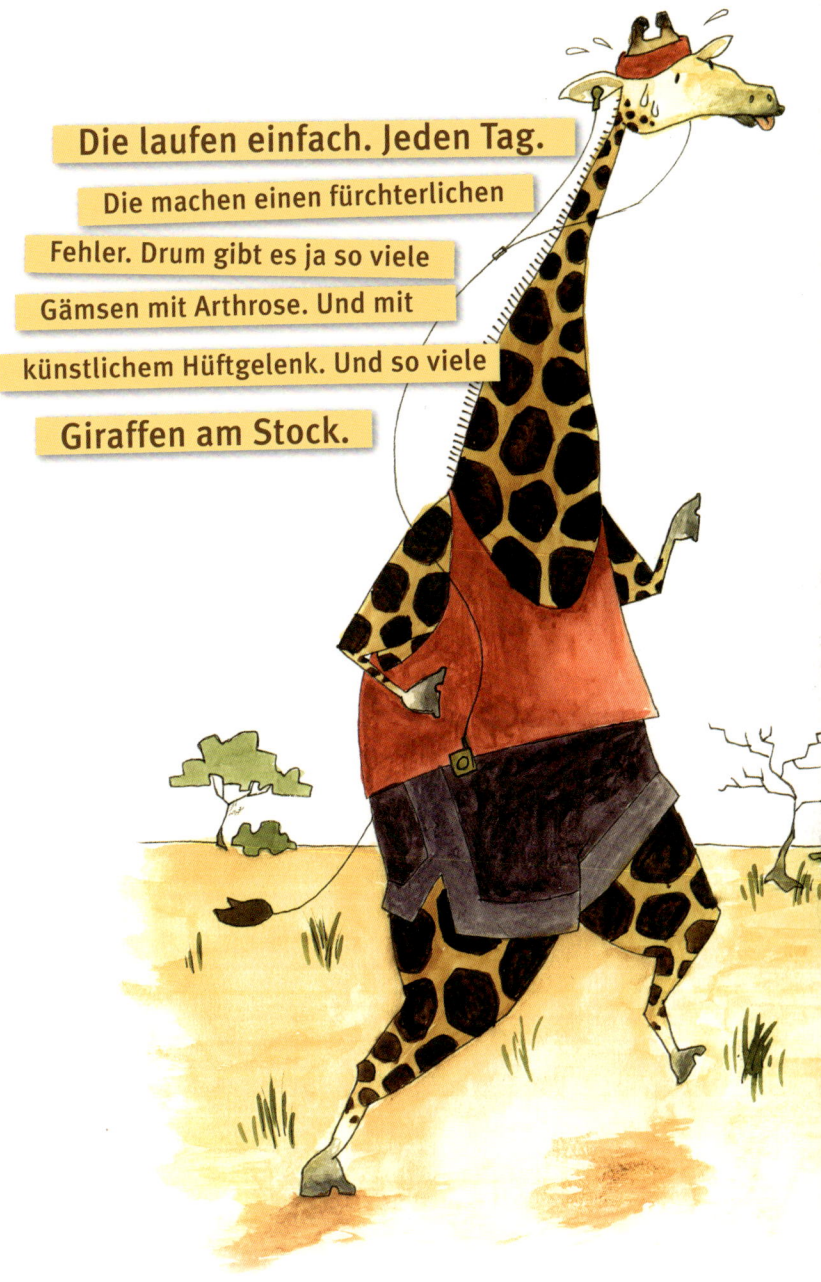

Die laufen einfach. Jeden Tag.

Die machen einen fürchterlichen

Fehler. Drum gibt es ja so viele

Gämsen mit Arthrose. Und mit

künstlichem Hüftgelenk. Und so viele

Giraffen am Stock.

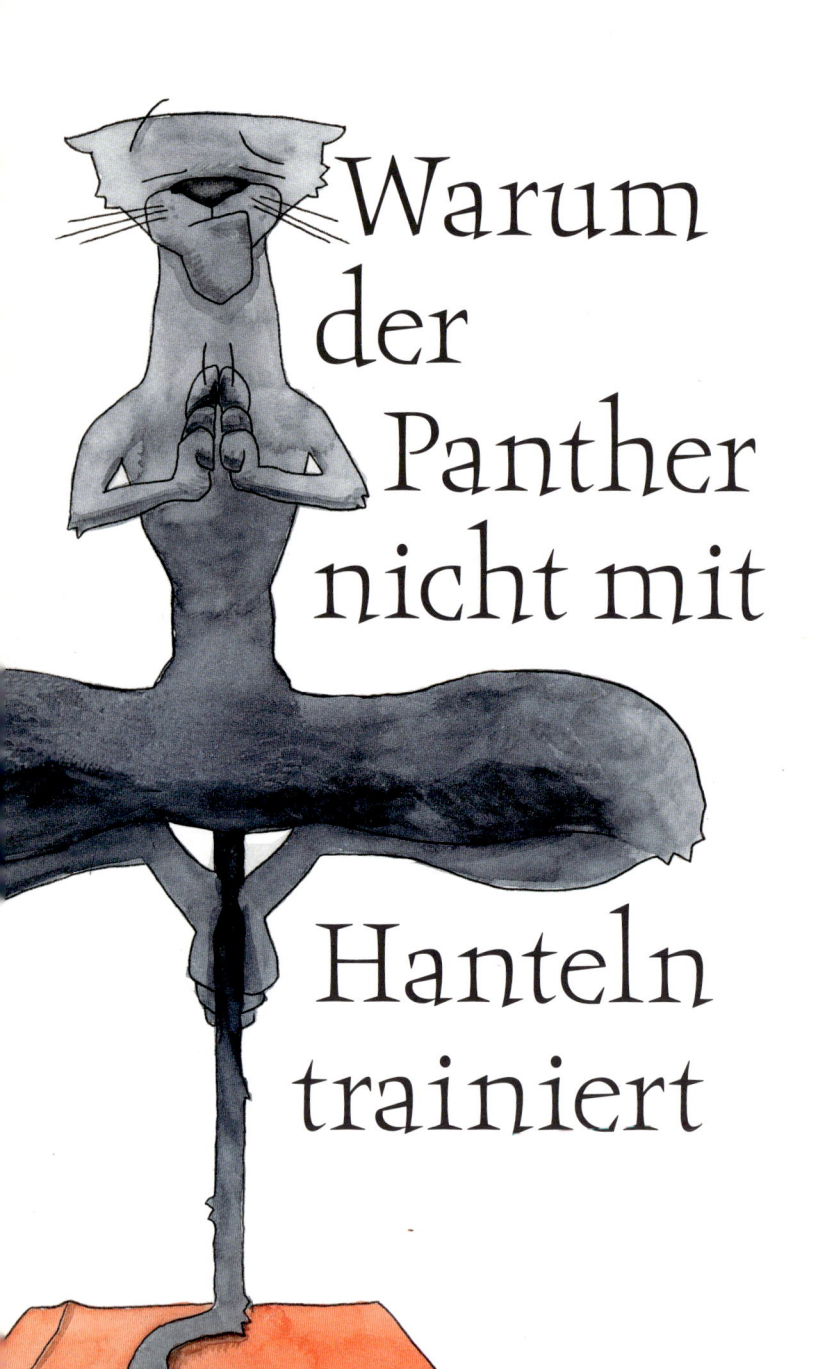

Warum der Panther nicht mit Hanteln trainiert

Ein Panther setzt zum Sprung an. Bewegungen, die einem die Luft rauben. Ein Kraftpaket. Ein Bild der Vitalität, der Energie, der Lebensfreude. Und nun denken Sie mal an einen Menschen, der vom Bürostuhl zum Kopierer schlurft: ein Bild des Jammers. Des Alters. Muskelmasse alleine schreibt noch nicht die Formel für das Gesetz der ewigen Jugend. Muskeln müssen fröhlich, dynamisch und koordiniert zusammenspielen.

Das Einzige, was Muskeln tun, ist: sich zusammenziehen – und lockerlassen. Weil der Mensch die Arme nicht nur beugen kann, sondern auch strecken, hat jeder Muskel einen Gegenspieler: den Antagonisten – der immer genau das Gegenteil tut. Und da die meisten Bewegungen mehr als zwei Muskeln brauchen, gibt es den Begriff Synergisten. Darunter fallen alle Arbeiter, die an einer Aktion mithelfen. Das können viele sein – und das Ergebnis eines gut eingespielten Muskelorchesters kann gut aussehen – wie beim Panther, der zum Sprung ansetzt.

Eine schöne Bewegung, eine akkurate Haltung hängt ab vom harmonischen Zusammenspiel mehrerer Muskeln. Glauben Sie mir, es macht ziemlich wenig Sinn, sich den Ausriss einer Zeitschrift zu schnappen und mit der Blitzanleitung hoffnungsvoll nur einen Muskel zu trainieren. Ein Waschbrettmuster oder ein dicker Bizeps macht noch keine jugendliche, dynamische, kraftvolle Bewegung aus. Sie schlurfen weiter durchs Leben.

Bitte dazulernen, das ist neu: Gleichgewichtstraining ist effektiver als Krafttraining! Gibt es natürlich eine Studie: Eine Gruppe schulte ihr Gleichgewicht auf dem Rollbrett, Minitrampolin und großen Bällen. Sechs Wochen lang, zweimal pro Woche. Die andere trainierte Kraft an der Beinpresse (Beinvorderseite) und dem Beincurler (Beinrückseite). Bei beiden Gruppen wuchs die Kraft in den Beinen, wobei es – stellen Sie sich vor! – kaum Unterschiede zwischen den Gruppen gab. Aber jetzt kommt's:

Die „Gleichgewichtsgruppe" konnte durch das Training die Balance (Einbeinstand auf einer schmalen Kante und Tests auf dem Stabilometer für 30 Sekunden) um 100 Prozent besser halten. Kommt hinzu: Das typische Kraftungleichgewicht vom rechten zum linken Bein nahm bei der Gleichgewichtsgruppe ab, nicht aber in der Kraftgruppe.

1. Hätten Sie das gedacht?
2. Und warum betrifft Sie das?

Gerade im Alter, also ab dreißig (und mit Faulenzen geht es sogar noch ein bisschen schneller...), nimmt vor allem die Balance und Koordinationsfähigkeit, dann auch die Muskelkraft ab. Die Muskeln werden schwach, verkürzen und können den Körper nicht mehr in Balance halten. Doch genau das neuromuskuläre Gleichgewicht entscheidet über Rückenschmerzen und sonstige Gelenkprobleme.

Und wie schult man sein Gleichgewicht? Nicht mit stupidem Krafttraining. Machen Sie lieber Balanceübungen oder Yoga – oder beides. Sie benutzen nur Ihren Körper. Den ganzen Körper. Nicht nur eine Hantel, eine Beinpresse... Das ist das Geheimnis des Panthers.

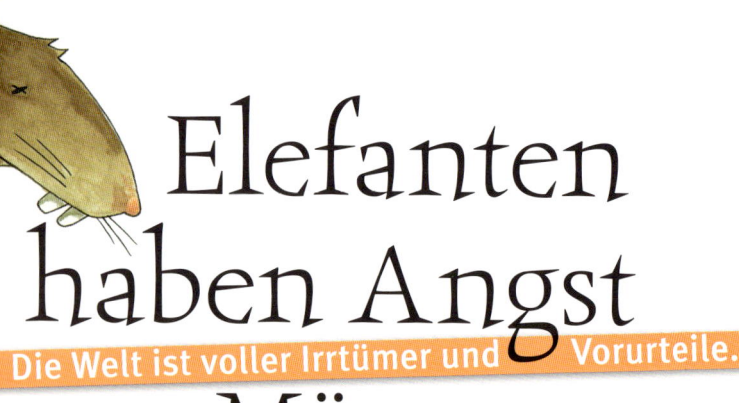

Elefanten haben Angst vor Mäusen

› Bakterien seien ungesund.
› Das Essen abends schlage mehr an als mittags oder morgens.
› Zu jedem Blitz gehöre ein Donner.
› Bockbier habe etwas mit Ziegenbock zu tun.
› Die Bratwurst heiße so, weil sie gebraten ist.
› Diäten würden schlank machen.
› Ehemänner würden länger leben.
› Dicke Leute würden mehr essen als dünne.
› Eunuchen seien unfähig zum Geschlechtsverkehr.
› Fast Food sei ungesund.
› Gesund essen heiße gut frühstücken.

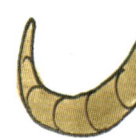

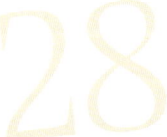

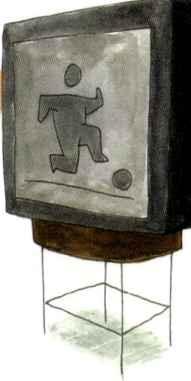

> Intelligente Menschen hätten ein schwereres Gehirn als dumme.
> Jeder Mensch habe seine Midlife-Crisis.
> Reich werde man durch harte Arbeit.
> Nur in Bayern werde gejodelt.
> Makrobiotische Ernährung sei gesund.
> Nach dem Genuss von Obst solle man kein Wasser trinken.
> Schokolade habe keinen Nährwert.
> Sex vor Sport sei leistungshemmend.
> Vegetarische Ernährung sei natürlich,
> Fleisch essen sei unnatürlich.
> Männer seien die besseren Autofahrer.
> Laufen schade den Gelenken.
> Elefanten hätten Angst vor Mäusen.

Und, und, und ...

All dies stimmt nachweislich nicht, und dennoch glauben wir es! Diese Sätze haben sich fest in unseren Köpfen verankert – in unserem Bewusstsein. Wir glauben daran und richten unser Leben darauf ein. Tja ...! Das kann mitunter ganz schön tödlich sein. Denn ein weiterer dieser Glaubenssätze lautet:

Ab 30 geht's bergab.

Warum der Schwan keine grauen Federn kriegt

50

mit 30 geht's bergab. Eine Tatsache. Können Sie besichtigen bei Ihrem Nachbarn oder draußen auf der Straße. Das glauben Sie ja wirklich, das glauben wir alle. Mit 60 ist der Mensch nur noch halb so viel wert, ist verkalkt, ist verbraucht, und mit 80 ist er tot.

Ein falscher Glaubenssatz.

Stimmt in der Natur nicht.

Nehmen Sie einmal einen Schwan. Es heißt, ein Schwan lebt 30 Jahre. Sie können nicht – Sie nicht! – einen ganz jungen, also zweijährigen Schwan von einem ganz alten, also 28-jährigen Schwan unterscheiden. Könnte nur ein ganz geübtes Auge. Der alte Schwan hat das gleiche glänzende, weiße Gefieder wie der junge Schwan, hat sogar noch mehr Kraft als der junge Schwan, hat den gleichen Elan, die gleiche Lebensfreude,

31

die gleiche Agilität, hat sogar noch mehr Lebens-
erfahrung, ist klüger!

In der Natur ist älter besser als jünger.
Nicht schlechter – so wie beim Menschen. In der
Natur verläuft die Kurve anders. In der Natur geht
es nicht ab 30 bergab, sondern die Kurve bleibt
oben, die Lebenskraft bleibt unverändert erhalten, steigt sogar noch etwas an, dem Alter ent-
gegen, um dann – eine ganz andere Lebenskurve
– jäh und abrupt abzubrechen.

Das ist normal. Wir Menschen wissen's
bloß nicht. Sterbeln Sie gerade so vor sich hin,
oder – leben Sie schon?

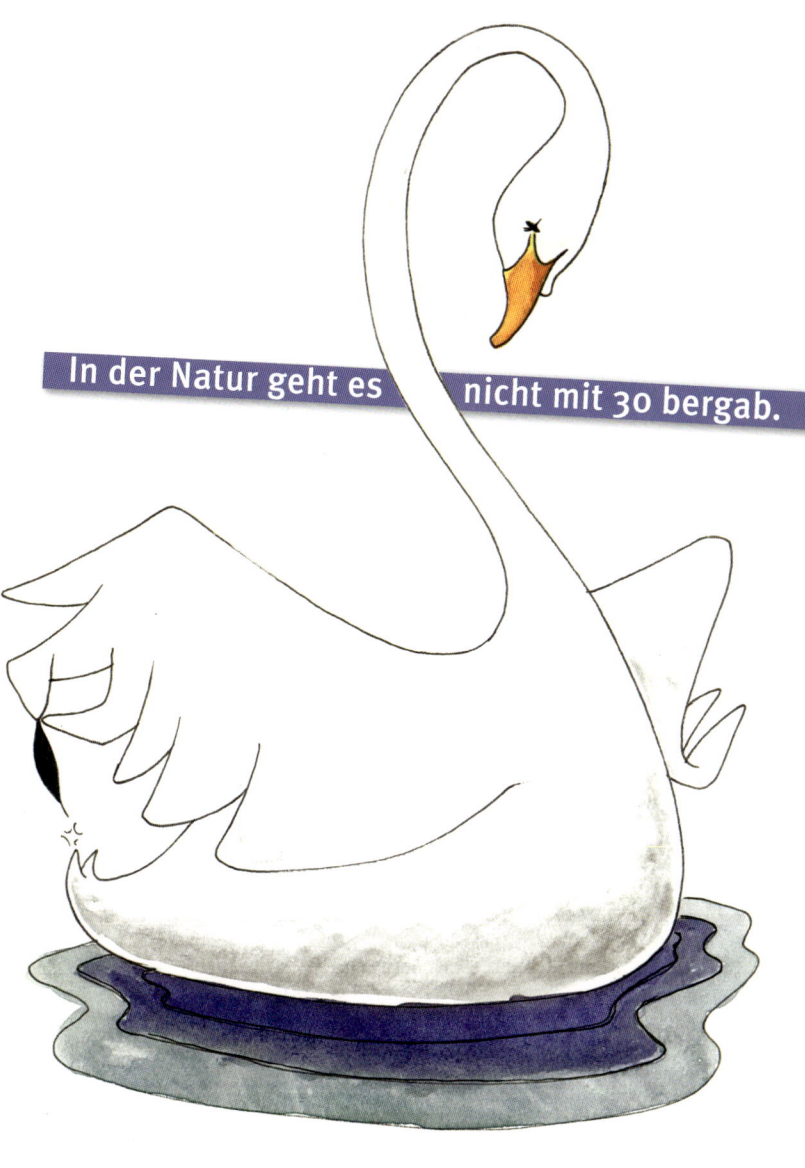

In der Natur geht es nicht mit 30 bergab.

Was unterscheidet die Ente vom Jaguar?

Ihre Lebensenergie, Ihre Dynamik, Ihr Elan am Schreibtisch wird in den Körperzellen gemacht. In den Kraftwerken dort. Mitochondrien heißen die Dinger. Dort wird gelebt, dort wird gestoffwechselt, dort wird Energie erzeugt.

34

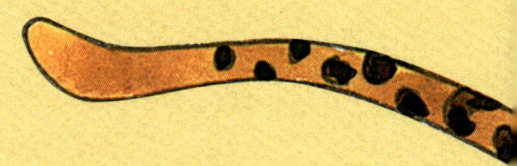

ihre Körperzellen haben alle ungefähr gleich viel dieser Kraftwerke. Sagen wir der Einfachheit halber zwei. Zwei Kraftwerke pro Zelle. Wenn Sie jetzt in die Körperzelle eines Menschen gucken, der täglich zehnmal mehr Sauerstoff durch seinen Körper jubelt, der also läuft, leicht, locker, lächelnd, dann enthalten dessen Körperzellen nicht zwei, sondern zwölf Kraftwerke. Sechsmal so viel! Wenn Sie ein Zwei-Zylinder sind, ist der ein Zwölf-Zylinder.

Wenn Sie ein Zwei-CV sind, ist der ein Daimler Zwölf-Zylinder. Wenn Sie eine Ente sind, ist der ein Jaguar. Wenn Sie 18 PS haben, hat der 400 PS. Und so benimmt der sich auch.

Würden Sie ganz schnell einsehen. Wir müssten nur einmal zusammen in einem Hochhaus 40 Stockwerke hinaufrennen. In Etage, na, sagen wir 38, ginge Ihnen der Unterschied zwischen einem Zwei- und einem Zwölf-Zylinder auf. Ganz spontan. Wetten? Der Unterschied zwischen einer Ente und einem Jaguar.

35

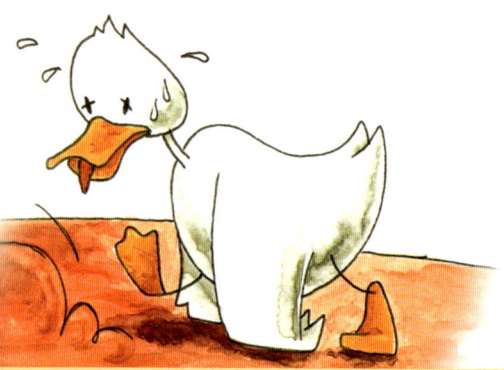

Und was für den Körper gilt, gilt auch für das Herz. Wir kennen Zwei- und Zwölf-Zylinder-Herzen. Und das Herz produziert unstreitig Ihre Lebensenergie täglich – auch am Schreibtisch. Das weiß jeder, dem die Herzkraft fehlt. Der herzinsuffizient ist. Dessen Herzmuskel ausgelatscht ist. Dessen Herz zu schwach schlägt. Der döst nach zwei Stunden am Schreibtisch ein. Weil das Herz zu wenig Blut ins Gehirn pumpt, weil er müde wird, schlapp. Der weiß das.

Ihr Herz ist Ihre Lebensenergie. Und da hab ich eben lieber ein Zwölf-Zylinder- als ein Zwei-Zylinder-Herz.

36

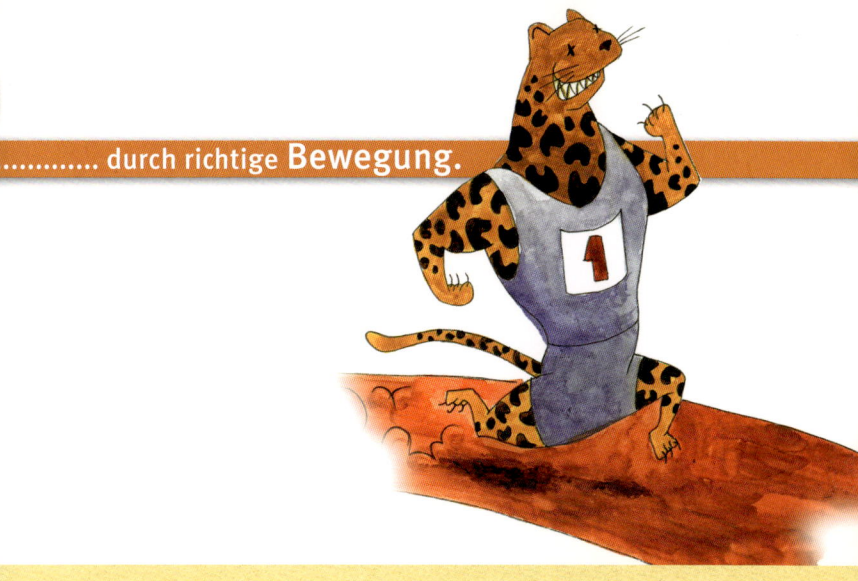

Zur Erinnerung: Egal, wie alt Sie sind, egal, auf welchem Leistungsniveau Sie sich gerade befinden, Sie haben jederzeit die Chance wieder nach oben durchzustarten – wenn Sie es schaffen, Ihre inneren Kraftwerke zu mobilisieren. Sie können zum Jaguar, zum Zwölf-Zylinder werden. Voraussetzung ist, dass Sie Ihrem Körper mehr Sauerstoff schenken. Mehr, als Ihre Organe zum puren Überleben benötigen. Mehr, um Ihr Gehirn mit Sauerstoff regelrecht zu durchfluten. Wenn Sie das tun, erhalten Sie als Dankeschön eine neue Lebensqualität. Sie fühlen sich dynamisch, jünger, ausgeglichener, glücklicher ...

37

Schon mal ein Eichhörnchen mit Wampe gesehen?

Sie meiden **Fett**. Sie wollen nicht **fett** werden? Sie sagen nein zu **Fett**?

Tja: Wer nein sagt, hat verloren.

38

Immer. Sie werden prompt immer dicker.

Jo-Jo-Effekt.

Die deutsche Bevölkerung wird immer fetter.

Sie sagt nein zum Fett.

Sagen Sie ja. Fett soll man nicht meiden, Fett soll man verbrennen. Ja sagen heißt: „Fett komm her, ich verbrenn dich." Das ist der Slogan 2011. Also – werden Sie zu einer Fettverbrennungsmaschine.

Oder haben Sie schon einmal ein Eichhörnchen gesehen, das wegen der fetten Wampe mit seinen kurzen Stummelbeinchen den Baum nicht mehr hochkommt? An den Baum ran rennt und, holterdiepolter, auf den Rücken fällt? Es immer wieder versucht? Und mit der elastischen Wampe immer wieder vom Baumstamm abprallt?

Haben Sie nicht. Gibt es nicht. Oder haben Sie schon mal ein Rehlein gesehen, das wegen der Zellulitis am Oberschenkel nicht mehr über den

39

Graben kommt? Nicht \ in die
Höhe kommt? In den Graben fällt?
Plumps! Ein Plumps-Reh? Haben Sie
nicht. Die Tiere meiden nicht Fett, die
verbrennen das. Denn wenn Sie diese Tiere
sehen, was tun die denn gerade? Die fressen. Die
fressen den ganzen Tag. Die Mistviecher. Tät ich
auch gern.

Ein Eichhörnchen frisst Nüsse. 60 Prozent
Fett. Das Dümmste, was der Mensch essen kann.
Obwohl – Macadamianüsse, kurz in Honig an-
glasiert, so ein bis zwei Kilogramm ... hmmm!

Nein, nein, nein! Das Dümmste, was
der Mensch essen kann! Macht dem Eichhörnchen nichts. Wissen Sie, warum?

Das Eichhörnchen ist eine Fettverbrennungsmaschine. Besteht praktisch zu
100 Prozent aus Arbeitskapital, aus Muskeln,
und die enthalten – messbar! – 100 Prozent
fettverbrennende Enzyme.

Das Eichhörnchen kann fressen,
so viel es will und was es will. Es kann
einfach nicht zunehmen. Sie sind kein
Eichhörnchen?

Gemach, gemach. Es gibt auch getaufte Eichhörnchen, mit Namen. So ein Eichhörnchen heißt Franziska Schenk. War mal eine bekannte Eisschnellläuferin. Die wirklich sagte: *„Herrlich, dass man als Eissprinterin so viel essen kann, so viel man will."* Und stolz darauf hinweist, dass normale Frauen 25 Prozent Körperfett mit sich herumschleppen, sie selbst nur 11 Prozent.

Franziska Schenk – ein Eichhörnchen! Eine Fettverbrennungsmaschine. Und Sie? Wollen Sie auch? Kriegen Sie. In drei Monaten ...

Wie werden Sie zum Eichhörnchen? Ganz einfach! Laufen Sie leicht, locker, lächelnd und nüchtern täglich eine halbe Stunde. Sie könnten auch Rad fahren oder schwimmen, doch beim Laufen bewegen Sie die meisten Muskeln. Dass Sie möglichst viele Muskeln bewegen, ist wichtig, denn nur der Muskel verbrennt Fett mit Hilfe von fettverbrennenden Enzymen. Daher verbrennen Sie durch das Laufen mehr Fett als bei anderer Bewegung.

Sie werden so in drei Monaten zu einer Fettverbrennungsmaschine, die rund um die Uhr Fett verbrennt – auch im Schlaf. Sie verbrennen dabei nicht nur das sichtbare Fett wie den Hüftring, sondern – was noch viel wichtiger ist – das Fett, das sich in Ihren Adern eingelagert hat und die notwendige Sauerstoffversorgung aller lebenswichtigen Organe behindert.

Laufen Sie jeden Tag eine halbe Stunde. Falls Ihnen dies am Anfang zu viel ist, beginnen Sie einfach mit zehn Minuten und laufen jeden Tag zwei Minuten länger, bis Sie 30 Minuten erreicht haben. Sollte Ihr Puls anfänglich schnell Ihre Wohlfühlgrenze überschreiten, dann gehen Sie zügig. Nach einigen Tagen Walking können Sie dann mit einem leichten Trab beginnen.

Sie werden merken: Laufen ist die beste Diät! Und das Schöne ist, dass Sie nach einiger Zeit des Trainings so viele honigglasierte Macadamianüsse essen können, wie Sie wollen und so oft Sie wollen – so wie das Eichhörnchen.

Fettverbrennungsmaschinen laufen einfach 30 Minuten am Tag.

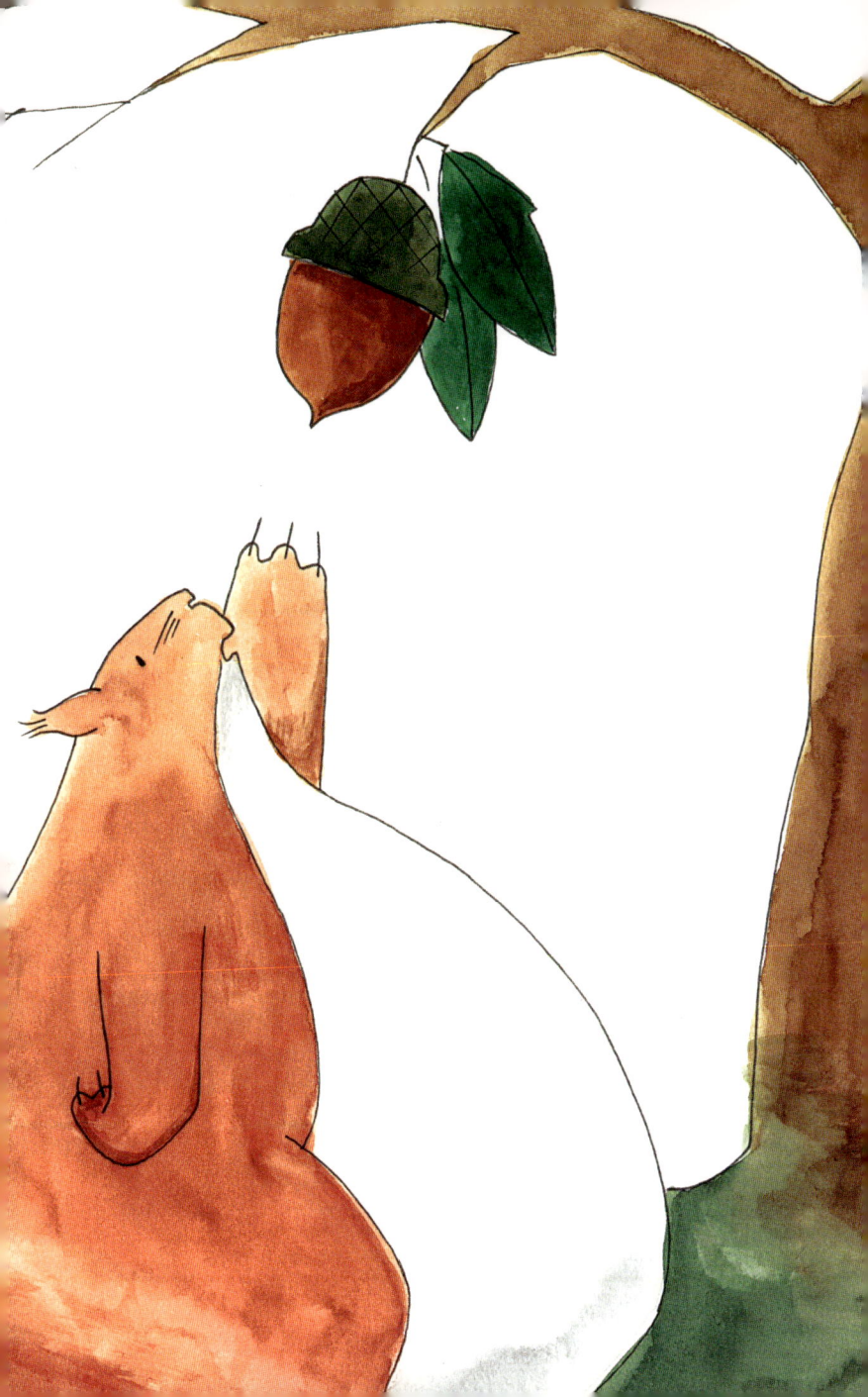

Leidet der Regenwurm vielleicht unter Verstopfung?

Laufen. Täglich laufen. Igitt, igitt. Ich kenn' mich doch. Freilich – der Mensch ist ein Schlappschwanz. Das steht fest. Täglich früh den inneren Schweinehund überwinden? Nie und nimmer.

44

genau so geht's eben nicht. Das Geheimnis heißt Laufreflex. Ein Automatismus. Von selbst laufen.

So wie Sie einen Frühstücksreflex haben. Sie müssen sich nicht jeden Morgen überwinden, den inneren Schweinehund überwinden, mit dem Frühstück anzufangen. Nein – Sie frühstücken ganz automatisch.

Und solch einen Laufreflex bräuchten Sie. Wie man das macht? Einen Reflex bekommen Sie, wenn Sie etwas täglich zur gleichen Zeit vier Wochen tun. Täglich zur gleichen Zeit vier Wochen.

Eine wunderbare Technik. Da kommen die Menschen und sagen: *„Herr Doktor, ich habe Stuhlgang nur einmal die Woche."* Problem. Großes Problem. Eigentlich seltsam: Jeder Regenwurm kann's – und wir sind die Krönung der Schöp-

45

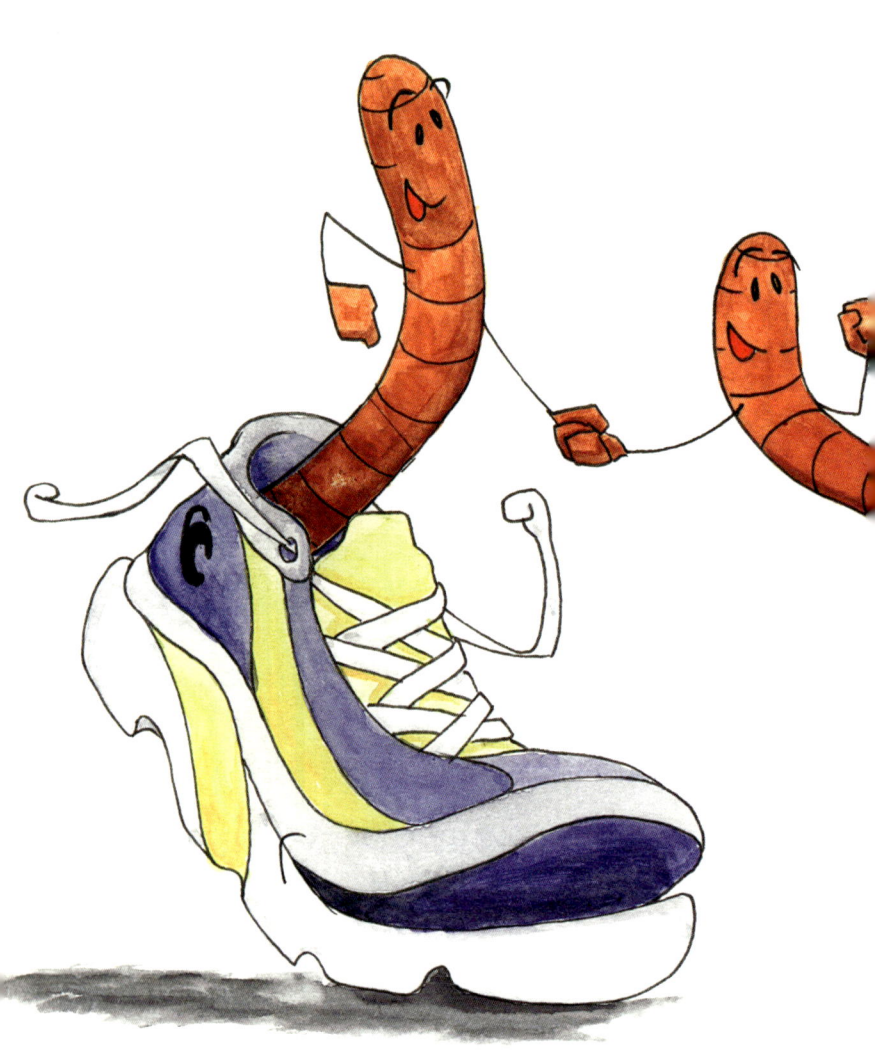

fung? Jeder Regenwurm hat einen Stuhlgangre-
flex. Also los:

Setzen Sie sich täglich um 6.15 Uhr auf den
Topf, lesen Sie die Zeitung. Da passiert natürlich
nichts. Eine Woche, zwei Wochen, drei Wochen
– in der vierten Woche wacht der Körper auf.
Man hat Stuhlgang täglich um 6.15 Uhr. So macht
man sich den Regenwurmreflex.

Und solch einen Laufreflex bräuchten Sie!
Geht ganz einfach: Laufschuhe abends neben das
Bett, früh hochrumpeln, in die Schuhe fallen,
erschrecken und loslaufen. Und das täglich. Vier
Wochen. Und Sie haben einen Laufreflex. Von
Stund an nix mehr innerer Schweinehund, son-
dern Laufsucht.

Das Reh läuft auch auf

krummen Beinen

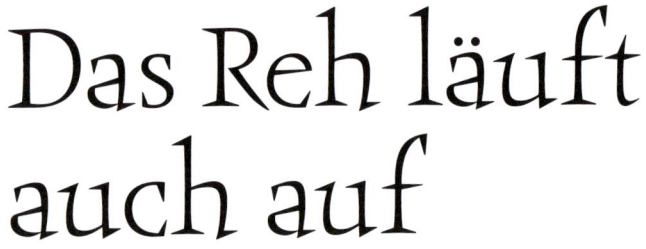

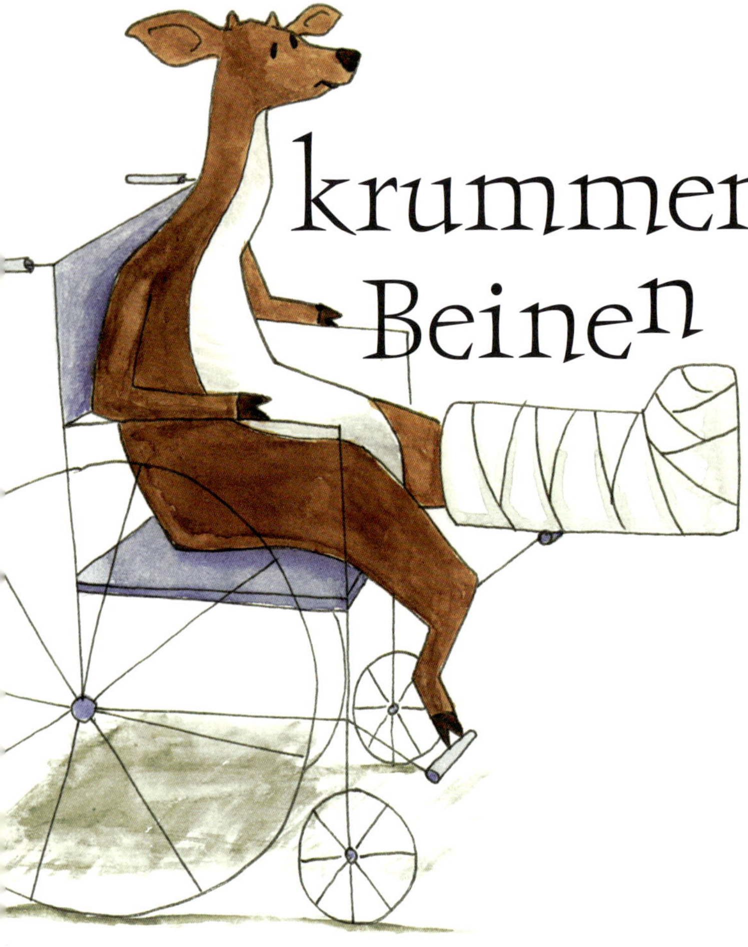

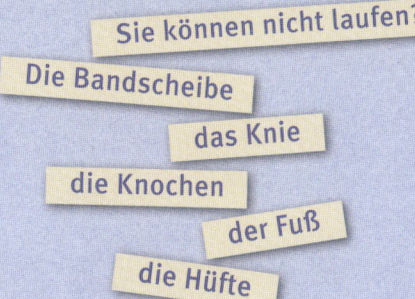

Sie können nicht laufen?
Die Bandscheibe
das Knie
die Knochen
der Fuß
die Hüfte

Sie unterschätzen sich. Sie sind ein Wunderwerk. Sie sind kein Mercedes, Sie sind besser. Ist bei einem Mercedes ein Zylinder kaputt, kann er wirklich nicht. Sie sind keine Maschine, Sie sind ein adaptiver Mechanismus. Sie passen sich an. Sie müssen es sich selbst, Ihrem Körper nur sagen. Sie müssen sagen, was Sie wollen. Dann würde er sich anpassen.

Ein Reh im Walde tritt in ein Maulwurfsloch und bricht sich das Bein. Was passiert? Sofort kommt der Krankenwagen, Blaulicht, zwei Sanitäter heben das Reh auf die Tragbahre, ab in die Uniklinik, es wird geröntgt, bekommt einen Gips... Wirklich? Nein, das passiert nicht.

Das Reh bleibt liegen, hat Schmerzen. Nach drei Tagen bekommt es Hunger und Durst, wird sich humpelnd erheben und fressen und trinken. Nach vier, fünf Wochen ist das Bein verheilt, freilich krumm, aber verheilt. Und wissen

49

Sie, was? Das Reh rennt genauso schnell wie vorher. Mit schiefem Bein. Na und? So wäre das auch bei Ihnen. Sie glauben nur Ihrem eigenen Körper nicht. Oder wie ein kluger Mann vor einigen Jahren einmal gesagt hat: *„Oh, ihr Kleingläubigen, was seid ihr immer so furchtsam?"*

Jeder kann laufen. Jeder, der ohne Rollstuhl die Tür hereinkommt, kann laufen. Vielleicht nicht Marathon laufen oder Leistungssport treiben. Nein – Fett verbrennen. Nüchtern mit schnellen kleinen Trippelschritten, wenn nötig fast auf der Stelle, seinen Puls mit Hilfe der großen Beinmuskulatur nach oben treiben. Fett verbrennen.

Das Reh dürfte Sie überzeugt haben. Oder? Fangen Sie morgen früh an? Möchten Sie nun endlich die Wunderdroge kennenlernen? Möchten Sie Laufen zu Ihrer täglichen Gewohnheit machen? Oder haben Sie immer noch keine Zeit?

Es gibt unzählige Kopfarbeiter – und nicht nur den ehemaligen Bundesaußenminister –, deren Terminkalender voll ist und die es trotz alledem geschafft haben, Laufen in ihren Lebensrhythmus zu integrieren. Keiner dieser Menschen sieht Laufen, einmal begonnen, als zusätzliche Belastung an. Im Gegenteil: Diese Kopfarbeiter möchten nie mehr darauf verzichten, weil sie süchtig sind. Etwas Herrliches. Weil sie am eigenen Leibe die vielen Vorteile des Laufens tagtäglich erfahren.

Auch Sie werden schnell merken, dass die Zeit mehr als nur lohnend eingesetzt ist. Sie können Ihre Denkfähigkeit durch Laufen um ein Vielfaches steigern. Zu welcher Zeit Sie das Laufen einplanen, ist völlig egal. Ideal wäre täglich zum gleichen Zeitpunkt. Für den Laufreflex. Und wenn Sie den ganzen Tag davon profitieren wollen, dann ist die Sauerstoffdusche direkt morgens nach dem Aufstehen der optimale Einstieg in einen wachen Tag.

Laufen kann jeder. Langsam, locker, lächelnd.

Wer einmal anfängt, hört nicht mehr auf.

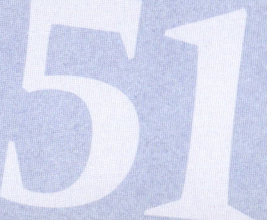

Der SäbelZahntiger macht blöd

Erinnern Sie sich? Sie saßen friedlich auf dem Stein, die Keule neben sich, und vergnügten sich mit zwei Kilo Mastodon.

52

● ● ●   kam der Säbelzahn-
tiger ums Eck. Hatte ein Auge geworfen auf das
Stück Mastodon und auf Sie. Was passierte? Sie
hatten eine maximale Adrenalinausschüttung.
Maximalen Stress. Und Adrenalin verlieh Ihnen
Flügel. Sie rannten davon. Haste was, kannste.
Drei Kilometer volles Tempo.

Und Sie haben dabei das Adrenalin verrannt. Verbrannt. Sind es wieder losgeworden.
Haben sich wieder ausgeruht. So war's gedacht.

Dieser Reflex funktioniert heute noch
genauso. Der Chef oder die Sekretärin kommt
ums Eck – Sie haben eine maximale Adrenalinausschüttung und – bleiben sitzen. Ein tödlicher
Fehler. Das Adrenalin, das verrannt werden sollte, zirkuliert in Ihren Blutgefäßen, zirkuliert und
zirkuliert ...

... und macht den Spiegel stumpf. Sie
haben eine spiegelnd glatte Gefäßinnenhaut. Da
kann sich Cholesterin gar nicht ablagern. Nur:
Adrenalin lässt die Zellen der Gefäßinnenhaut
anschwellen, der Randschluss stimmt nicht mehr,
und in diesen Poren lagert sich das Cholesterin
ab. Adrenalin schlägt Kerben in Ihre Blutgefäße.

53

Die Arteriosklerose beginnt. Das erklärt nicht nur den Herztod des Verantwortungsträgers in jungen Jahren, sondern auch die Vergesslichkeit mit 30 Jahren. Den Einkaufszettel.

Jeden Morgen schreiben Sie sich auf, was Sie heute noch erledigen müssen, was Sie nicht vergessen dürfen. Folge des Adrenalins, das Kerben in Ihre Hirngefäße geschlagen hat, die daraufhin langsam verfetten, enger werden, keinen Sauerstoff mehr ins Gehirn lassen.

Stress, also Adrenalin, macht blöd. Das wissen Sie: Laufen ist gut fürs Herz, gut fürs Gehirn, gut für Ihre Gelenke und – es verbrennt Ihr Fett. Das war der Anfang. Jetzt geht's ans Eingemachte: Laufen macht cool, macht souverän, kurzum: baut Stress ab.

Stresshormone, die in Ihrem Blut zirkulieren, werden durchs Laufen verbrannt. Sie werden ruhiger, gelassener, entspannter...

Weshalb das so wichtig ist? Nun – Stress stumpft ab. Ihr Gehirn verbraucht seine Denkenergie im Kampf gegen Stress. Ohne Stress, also als Läufer, werden Sie einfallsreicher, fliegen Ihnen die Ideen zu.

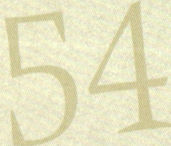

54

Schon in der Steinzeit. Wussten Sie, dass die Kunst des richtigen Laufens zur Erfindung des Feuers geführt hat?

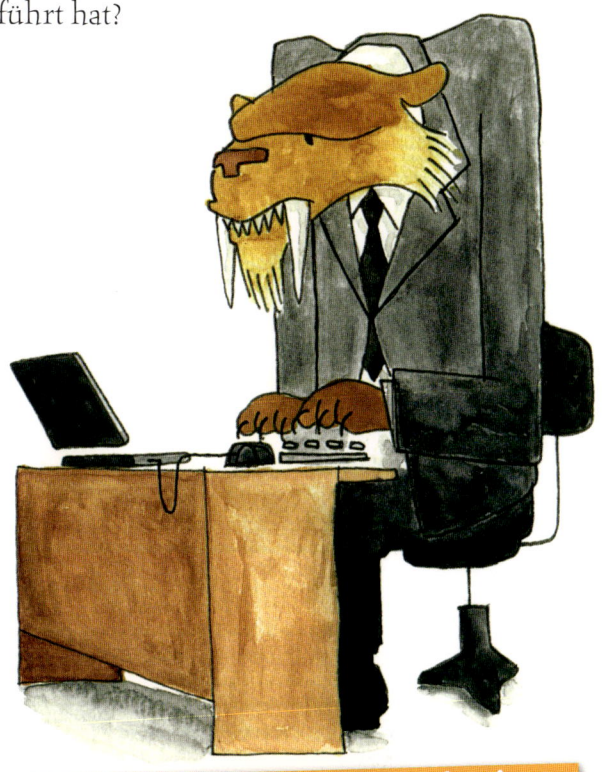

Man kann die modernen Säbelzahntiger nicht meiden. Aber: Man kann das Adrenalin verbrennen. Das ist klug.

55

Das Wisent und die Erfindung des Feuers

Zäh, hat er gedacht, der Steinzeitmensch.

Zäh wird's wieder sein, das Fleisch. Scheußlich.

Aber Hunger hat er gehabt. Und so ist er weitergetrabt.

Immer hinter seiner Beute her, dem Wisent.

Stundenlang. Bis das Wisent erschöpft war, aufgab

und endlich zur Beute wurde.

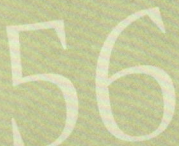

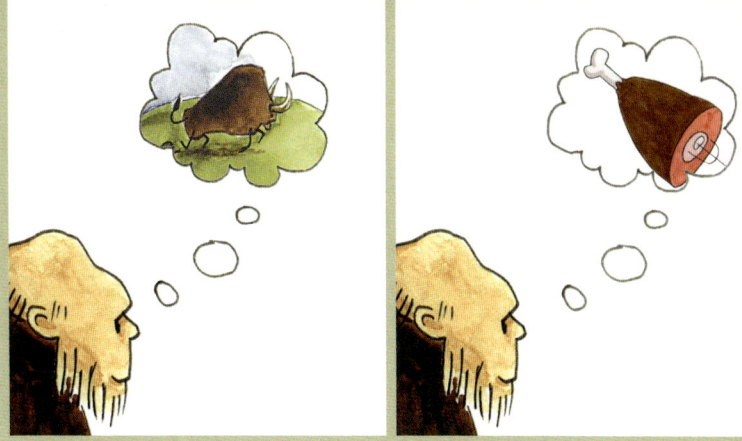

ei stundenlangem Leichttrab aber ist
etwas passiert. Im Gehirn des Steinzeitmenschen. Wenn man lange locker lächelnd leicht läuft, wird ACTH freigesetzt, ein
Hormon aus der Hirnanhangsdrüse. Das Krea-
tivitätshormon (Hollmann, 1988). Ach, so wird's
gemacht? Dass da nicht schon früher einer drauf-
gekommen ist!

Bei einer dieser langen, leichten, lächelnden, lockeren Jagden des Steinzeitmenschen hinter dem Wisent her ist ihm plötzlich die Erleuchtung gekommen: die Erleuchtung nämlich, dass
heiß machen weich macht.

Im Winter, dass wusste er, wird alles hart.
Auch seine Muskeln. So wie das zähe Wisent-
fleisch. Aber im Sommer werden seine eigenen

Gliedmaßen weich, elastisch, angenehm. Aha – muss er gedacht haben: Heiß musst du's machen, das Wisent. Mit Feuer. Braten.

Das Steak, den Saftbraten – das verdanken wir den Läufern. Den langsamen, lockeren, lächelnden Läufern unter den Steinzeitmenschen, denen, die den Segen des ACTH erfahren haben. ACTH ist das Hormon, das Ihre Kreativität weckt. Und dieses Hormon durchflutet Ihr Hirn beim langsamen Laufen im Sauerstoffüberschuss. Jeder Läufer berichtet früher oder später: Beim Laufen kommen die besten Ideen. Richtiges Laufen ist ein Geheimnis des Adlers, des Überfliegers, des kreativen Menschen.

Merke: Vitamine gehen freilich verloren beim Braten – aber die Aminosäuren, Eiweißbausteine, bleiben erhalten. Ein erlaubter Kompromiss. Und Eiweiß brauchen wir nicht nur für die Muskeln, auch für unsere Hormone.

58

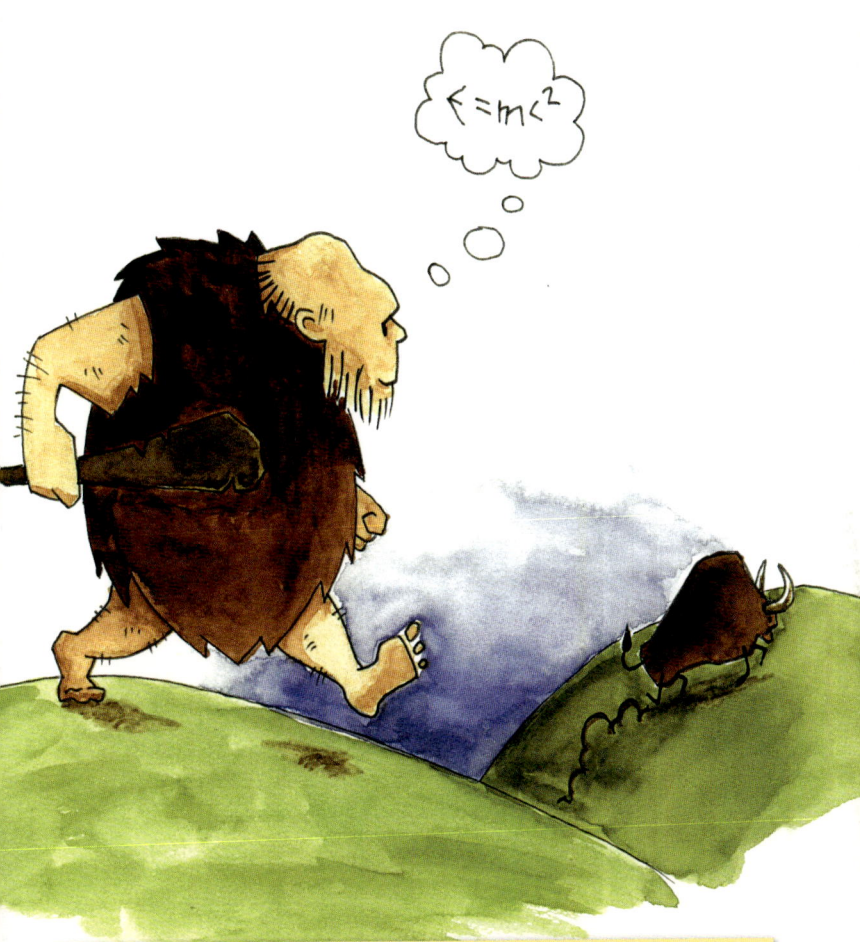

Also laufen Sie leicht, locker und lächelnd. Sie werden

sich in Zukunft vor glänzenden Einfällen und überraschenden

Lösungen einfach nicht mehr retten können.

Das
Karnickel
und der
Zen-
Buddhismus

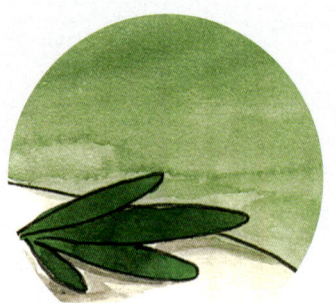

Weil es nur ein individuell richtiges Essen gibt. Ein auf Sie abgestimmtes. Es gibt kein global richtiges Essen, das für jeden stimmt. Jeder Hundezüchter weiß das. Im Katalog für Hundenahrung finden Sie Sätze wie: *„Ein junger Hund braucht ein anderes Essen als ein alter Hund."* Ganz richtig.

Jeder Mensch hat verschiedene Bedürfnisse. Der eine ist groß, der andere klein, einer jung, der andere alt, der eine Kopfarbeiter, der andere Handarbeiter. Jeder hat verschiedene Defizite. Müssen Sie messen. Sie müssten das Blut auf Tausende von Inhaltsstoffen messen und würden dann die richtige Antwort finden. Geht praktisch gar nicht.

Nein, Sie haben in sich eine Instanz, ein Zentrum, die somatische Intelligenz, die Ihnen sagt, welches Essen für Sie ganz persönlich das richtige Essen ist. Das kann sehr komisch sein, das kann den üblichen Anschauungen völlig widersprechen und kann dennoch für Sie präzise stimmen. Wie Sie dieses Zentrum wieder zum Leben erwecken? Durch zehnmal mehr Sauerstoff, der täglich durch den Körper gepumpt wird. Durch Laufen. Täglich. Durch Bewegung. Das ist normal. Jedes Tier tut's, jedes Kind tut's.

Dahinter steckt ein Prinzip aus dem Zen-Buddhismus. Wenn du etwas Wichtiges im Leben willst, ziele nicht ins Schwarze – und genau das tun wir immer, besonders im Beruf –, sondern ziele daneben, und du bist im Ziel.

Ein merkwürdiger Satz. Aber leicht einzusehen. Versuchen Sie doch einmal ein Karnickel zu schießen, indem Sie auf das Karnickel zielen. Keine Chance. Sie werden's nie treffen. Um ein rennendes Karnickel zu treffen, müssen Sie daneben zielen. Nur dann treffen Sie ins Schwarze. Sie müssen vorhalten. Sie müssen vor das Karnickel zielen, damit das Karnickel in den Schrot läuft. Würden Sie genau auf das Karnickel zielen, wäre das Tier immer schon einen Meter weiter, bis der

Schrot an die Stelle kommt.
Ah ja. Jetzt haben Sie's verstanden. Und genau das gilt dann für richtiges Essen. Wenn Sie richtig essen wollen, für sich richtig essen wollen, dann beschäftigen Sie sich bitte nicht mit der Ernährung. Sie werden's nie treffen. Beschäftigen Sie sich mit etwas anderem – laufen Sie!

Und Sie können in Zukunft von Ihrem Lieblingsessen essen, so oft Sie wollen und so viel Sie wollen. Voraussetzung: Sie bewegen sich jeden Tag mindestens eine halbe Stunde im Sauerstoffüberschuss. Weil Sie dabei 100 Prozent mehr Sauerstoff in Ihr Gehirn befördern, werden Sie intelligenter essen. Richtige Bewegung macht automatisch Lust auf gesünderes Essen. Ihre somatische Intelligenz wacht auf.

Wenn du etwas Wichtiges willst im Leben,

ziele nicht ins Schwarze, sondern ziele daneben ...

Mach keine Diät. Geh lieber laufen!

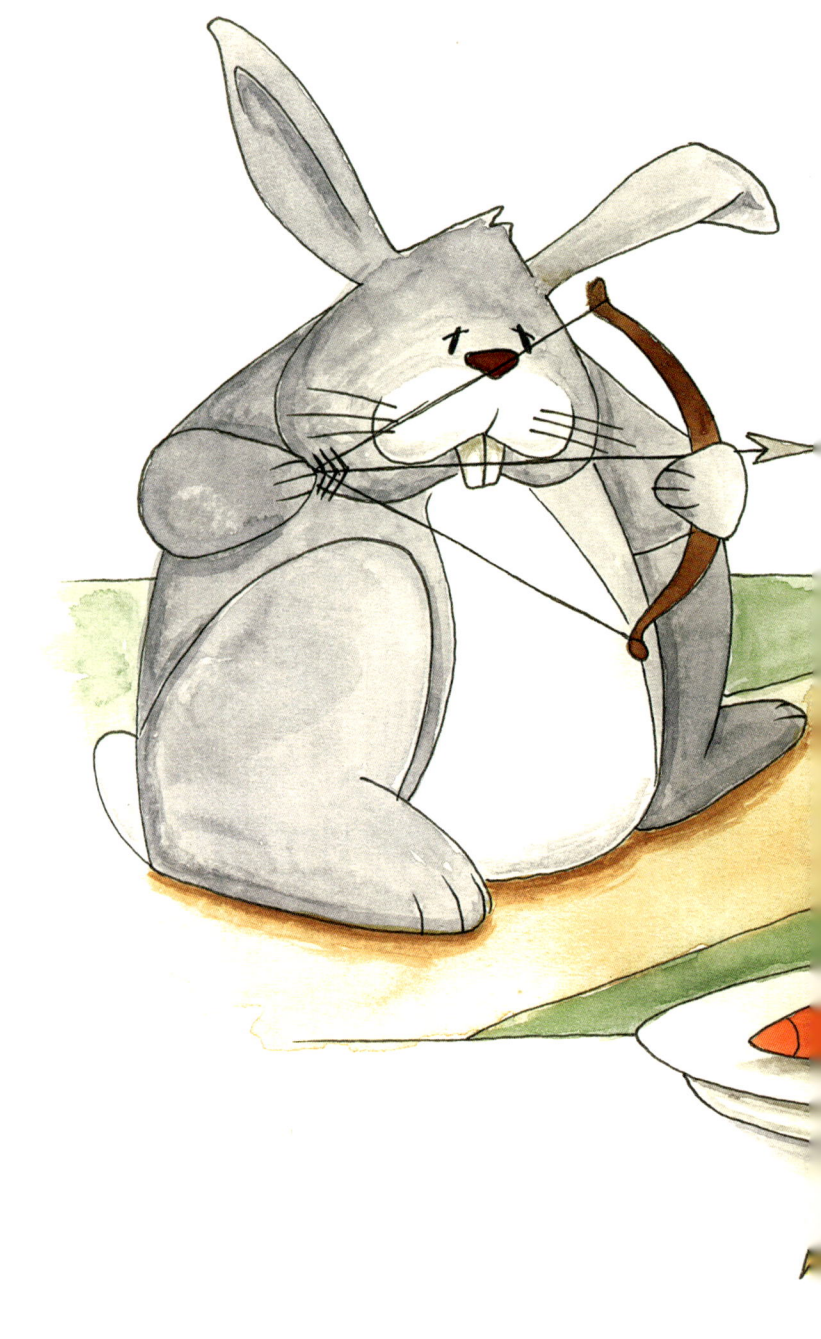

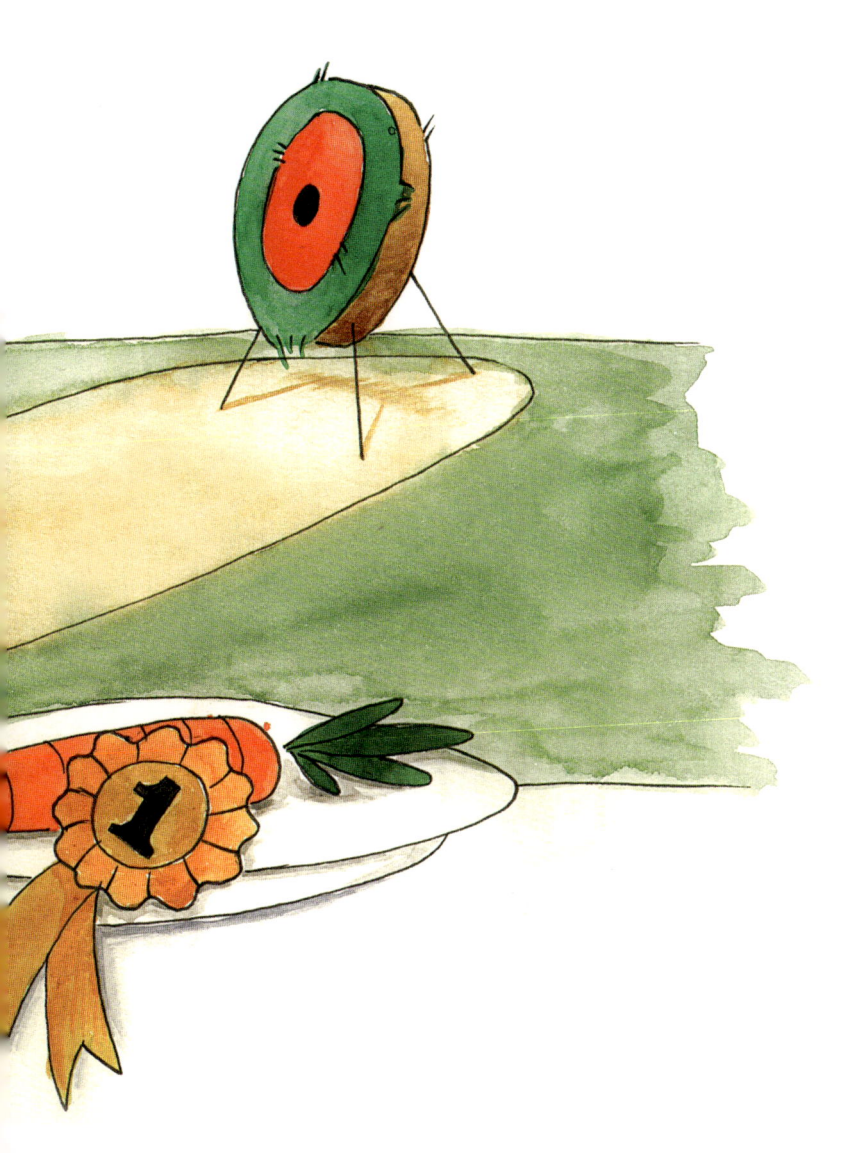

Tote Ratte nach Hausfrauen-Art

Kennen Sie die Rolle der Hausfrau? Die stellt sich am Vormittag in die Küche, nimmt die Nahrungsmittel, die die Natur uns gibt, und bemüht sich gewissenhaft und eifrig, all die Vitamine, all die Vitalstoffe, all die Zauberelemente aus der Kost zu entfernen, so gut das geht, und füttert den übrig gebliebenen Müll ihrem Ehemann – und wundert sich, wenn die Nacht so verläuft, wie sie verläuft.

Verstehen Sie das? Wir zerstören unsere Kost. Wir erhitzen sie, wir kochen sie. Deswegen – essen Sie Leben! Essen Sie Kost, die noch Vitamine, Vitalstoffe, die ganzen Zauberelemente wie Zink und Selen enthält.

Leben ist ein Apfel. In den Boden gesteckt, wächst ein Baum. Sie machen Apfelkuchen. Stecken Sie den Kuchen mal in den Boden und warten Sie. Sie werden lange warten. Leben ist ein Salatkopf, im Garten abgestochen. Zwar in dem Moment getötet – aber die Säfte zirkulieren noch. Eine Zeit lang. Der Salat bleibt noch einige Stunden frisch. Am Leben.

Nur ganz so leicht ist das nicht. Sie könnten nämlich auch den Ärmel hochkrempeln, in das Wasserbassin fassen, den zappelnden Fisch herausholen, ihm den Kopf abhacken, feine Scheiben machen und essen. Sushi. Die da drüben essen Leben. Die Japaner haben die längste

Lebenserwartung jedes zivilisierten Volkes. Und dabei sind sie eindeutig mit der höchsten Umweltvergiftung belastet. Die Japaner essen Leben.

Und was tun Sie? Jeden Tag nehmen Sie eine tote Ratte am Schwanz, tauchen die ins kochende Wasser und warten, bis sie aufplatzt und stinkt. Und das lassen Sie sich servieren. Sie nennen das Sauerbraten oder Schnitzel, oder Rehkeule, oder, oder, oder. Tote Ratten. Auch nichts anderes. Davon ernähren wir uns.

Ganz ernsthaft: Wer tot isst, ist tot. So sind Vitamine definiert worden. Für diese Erkenntnis gab es Nobelpreise. Natürlich stirbt man nicht sofort, sondern schön langsam. So, dass Sie die normale Lebensspanne von 120 mit Sicherheit nicht erreichen. Wir essen unseren Tod.

Entscheidend, also der Schlüssel für gesunde Ernährung sind die Biostoffe – die Vitamine, Mineralien und Spurenelemente. Zauberstoffe, die unseren Stoffwechsel zum Leben erwecken, uns vor Stress und Krankheiten schützen, und, und, und...

Und was machen wir mit diesen Diamanten?... Wir kochen sie raus. Tja.

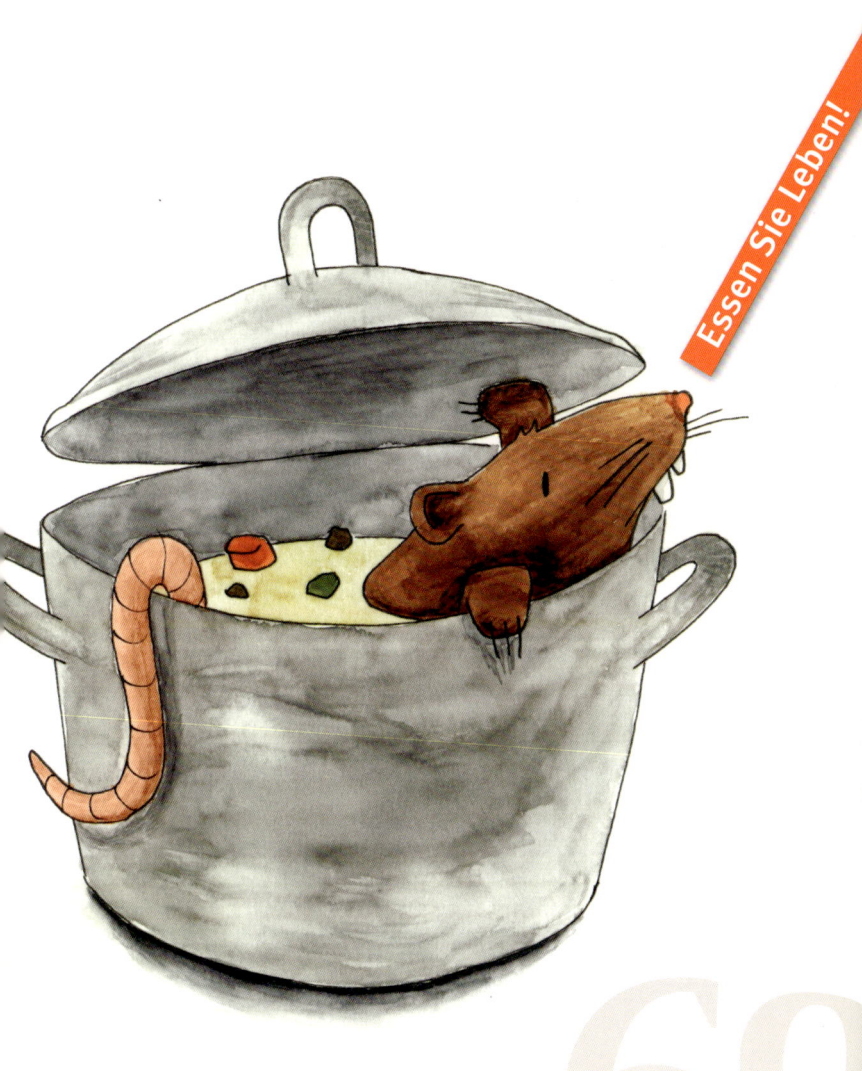

Essen Sie Leben!

69

Die Hirschkuh und die handfeste Kost

Essen Sie Leben – essen Sie also Obst,
Gemüse, naturbelassen, essen Sie also
Vitamine, Vitalstoffe, Zauberelemente.

70

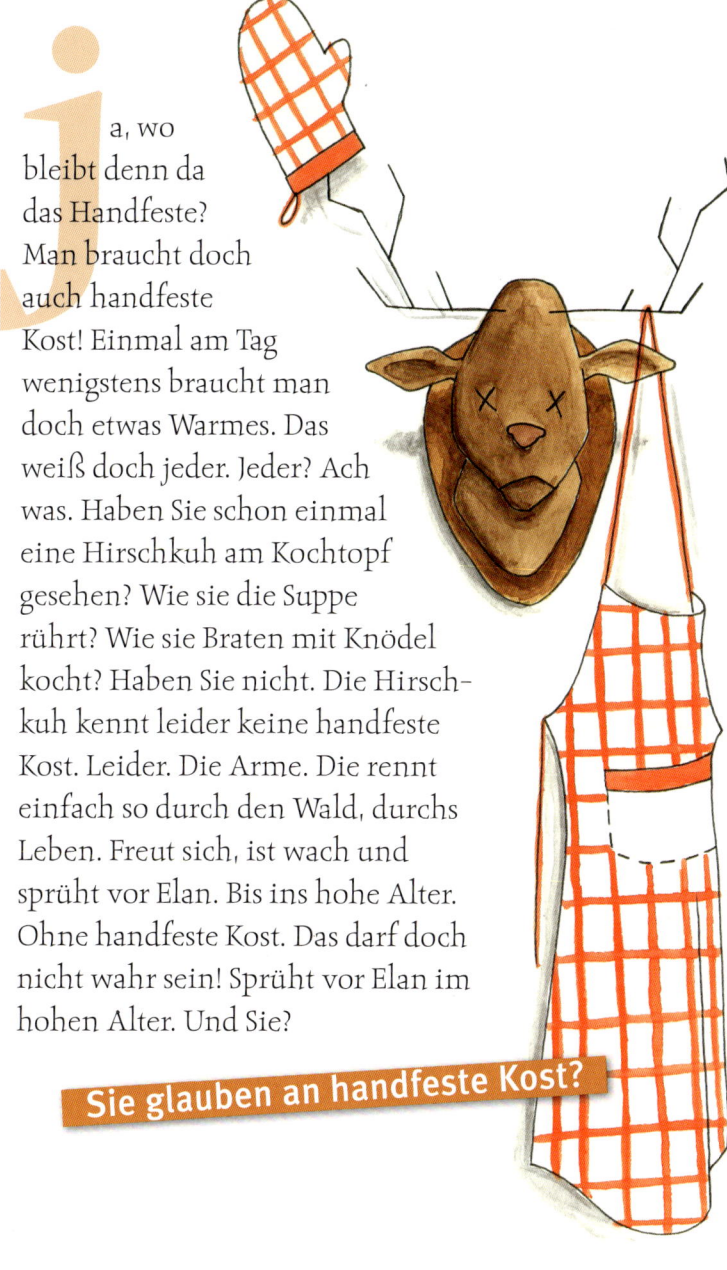

Ja, wo bleibt denn da das Handfeste? Man braucht doch auch handfeste Kost! Einmal am Tag wenigstens braucht man doch etwas Warmes. Das weiß doch jeder. Jeder? Ach was. Haben Sie schon einmal eine Hirschkuh am Kochtopf gesehen? Wie sie die Suppe rührt? Wie sie Braten mit Knödel kocht? Haben Sie nicht. Die Hirschkuh kennt leider keine handfeste Kost. Leider. Die Arme. Die rennt einfach so durch den Wald, durchs Leben. Freut sich, ist wach und sprüht vor Elan. Bis ins hohe Alter. Ohne handfeste Kost. Das darf doch nicht wahr sein! Sprüht vor Elan im hohen Alter. Und Sie?

Sie glauben an handfeste Kost?

Das Rührei und das Gedächtnis vom Rind

Sie sind so jung oder so alt wie Ihre Blutgefäße.

Die Blutgefäße sorgen für die Sauerstoffversorgung

Ihres Körpers. Werden sie enger, geht es dahin.

1,5 Prozent pro Jahr geht es den Bach hinunter.

Und warum werden die Blutgefäße enger?

72

fett. Ein schmutziges Wort. Fett lagert sich ab. Fett ist gefährlich. Stimmt so gar nicht. Erst wenn es von freien Radikalen oxidiert wird, lagert es sich ab. Radikale, die wir uns durchs Rauchen täglich freiwillig ins Haus holen. Durch Strahlung erzeugen. Durch zu schnelles Laufen, durch Hecheln, Schwitzen. Erst dann wird das Fett gefährlich und lagert sich ab.

Da wollte man mal Ratten mit Hühnereigelb totfüttern. Reinem Cholesterin. Hat Hühnereiereigelb gekocht, den Ratten gefüttert. Und dachte: Ruck, zuck sind die mausetot. Die haben munter weitergelebt.

Dann hat man die gleichen Eier aufgemacht, Rührei draus gemacht, in Hitze Sauerstoff eingebacken, freie Radikale erzeugt und den Ratten gefüttert – ruck, zuck waren die Ratten tot. Oxidiertes LDL-Cholesterin ist gefährlich und lagert sich in den Blutgefäßen ab. Zum Beispiel im Gehirn.

Und deswegen besteht das Gehirn des Managers zu 60 Prozent aus Rindsleder. Er hat ein Time-management-Book. Er muss sich alles notieren. Rührreier …!

Freie Radikale führen zum Rindsleder-Gedächtnis.

Der Wolfsbarsch und das Glück

Als der Chauffeur von Lady Di an den Tunnelpfeiler fuhr, hatte er Prozac im Blut. Eine Happy-pill. Die Happy-pill, die meistgeschluckte dieser Welt. Sie hebt den Serotoninspiegel im Gehirn an. Und Serotonin ist ein Hormon, das uns glücklich macht, Sorgen vertreibt, Depressionen verscheucht. So wirkt übrigens auch Johanniskraut. Ich habe die Entdeckung des Glücks einem Wolfsbarsch zu verdanken.

74

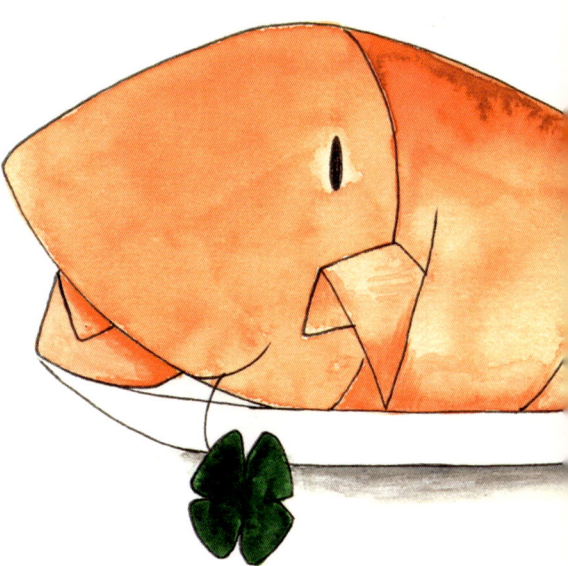

glück muss man nämlich nicht in der Chemie suchen – Glück kann man essen. Wenn man richtig isst. Richtiges Essen ist mir einmal aus Versehen untergekommen in Südfrankreich. Als ich bei herrlicher Aussicht auf die Côte d'Azur einen Wolfsbarsch vom Grill bekam. Ohne Fett. Und vergeblich auf die Sauce wartete. Sauce Béarnaise. Reines Fett. Die kam aber nicht. Und ich den Fisch mit etwas Zitrone hinunterwürgte. Trocken sozusagen. So kam erstmals in meinem Leben Eiweiß ohne Fett in meinen Magen. Ganz ohne Fett. Und wurde deshalb sofort verdaut.

Fett nämlich lähmt die Verdauung. Das wissen Sie gut, wenn Sie einmal ein Steak abends gegessen haben und es sechs bis acht Stunden im Bauch haben. Fett lähmt die Verdauung und lässt die wertvollen Aminosäuren aus dem Steak nur ganz langsam in Ihr Blut tröpfeln.

In kleinsten Konzentrationen. Sie erleben nie ein jähes Anfluten. Gerade dies geschah mir mit dem trockenen Fisch im Magen. Ein jähes Anfluten der wertvollen Aminosäuren aus dem Fisch. Unter diesen 22 Aminosäuren war auch Tryptophan. Die wohl wertvollste. Aus der der Mensch direkt Serotonin, das Glückshormon, macht, machen sollte. Nur leider wird Tryptophan im Blut immer in Schach gehalten von sieben Konkurrenten. Gleich großen Aminosäuren, die das Tryptophan sehr erfolgreich verdrängen von dem kleinen Türchen ins Gehirn, wo das Tryptophan hochsteigen sollte, zu Serotonin werden könnte. Sieben gegen eins – es kommt nie genügend Tryptophan in Ihr Gehirn.

Außer Sie heben in diesem Moment den Insulinspiegel an. Und dies passierte in dem Restaurant an der Côte d'Azur. Das Dessert kam.

Eiscreme in großen Mengen. Der Insulinspiegel stieg an, die sieben Konkurrenten verschwanden in der Muskelzelle, Tryptophan von dem Fisch blieb alleine übrig, strömte in mein Gehirn, wurde zu Serotonin und ... ich legte beim Dessert den Löffel weg, Glück überströmte mich, überflutete mein Denken, ich dachte: „Mein Gott, hast du ein schönes Leben" und genoss die Aussicht. Ein unvergesslicher, rauschartiger Glückszustand.

Das ist richtiges Essen! Das ganze Geheimnis des Glücks.

Suchen Sie das Glück nicht in der Chemie.

Es steckt im Essen. Es heißt Eiweiß.

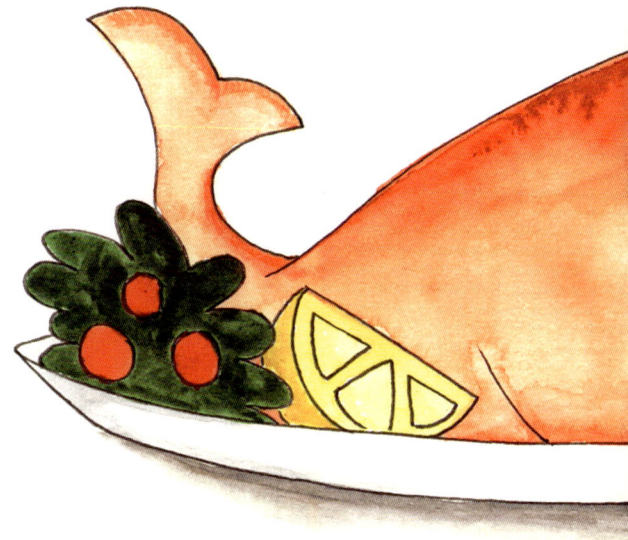

Tigerfeeling für alle

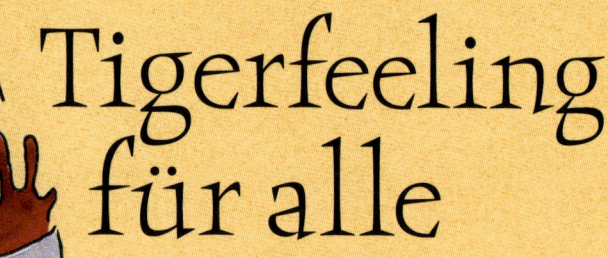

Weshalb eigentlich ist der Tiger der ungekrönte Herrscher im Dschungel – weshalb nicht das Lamm? Auf diese raffinierte Frage gibt es banale Antworten wie Reißzähne, Tatzen, Kraft... aber eben auch eine geheimnisvolle biologische Antwort. Und die heißt Phenylalanin.

78

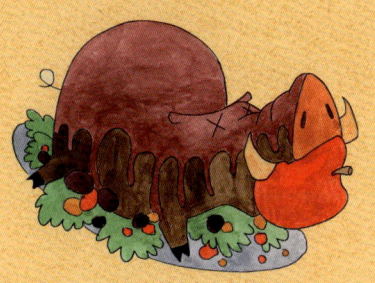

eine Aminosäure. Ein Eiweißbaustein.
Der Tiger, nicht das Lamm, frisst mit jedem Bissen
Fleisch massiv Phenylalanin. Und das verwandelt
sich in fünf blitzschnellen Stoffwechselschritten
in Noradrenalin.

Das positive Stresshormon. Das Hormon,
das Sie unter starkem Druck am Schreibtisch sich
wohl fühlen lässt. Was Sie Stress, Druck, Aggressi-
vität lieben lässt. Tigerfeeling.

Weshalb Sie das nach Ihrer Hähnchen-
brust nicht auch erleben? Weil dieser Umwand-
lungsprozess von Phenylalanin zu Noradrenalin
zwei Katalysatoren braucht. Zwei Hilfsstoffe,
die diese Reaktion überhaupt erst ermöglichen.
Nämlich Vitamin C und Magnesium.

79

Vitamin C hat kein Mensch genug. Dafür kann er nichts. Er produziert's ja nicht, im Unterschied zu allen Tieren, auch dem Tiger. Er müsste es dann eben auch grammweise täglich zu sich nehmen. Tun Sie das?

Und Magnesium, das Salz der inneren Ruhe, gibt es in deutschen Böden nur noch spärlich. Verdanken wir der Düngung und dem sauren Regen. Diesen Mangel. Kommt hinzu, dass Magnesium eben unter Stress abgebaut wird. Und wer kennt Stress nicht? Also muss man, wenn man diesen herrlichen Effekt des Tigers nach dem Essen auch spüren möchte, Magnesium zu sich nehmen. Täglich. So etwa 600 Milligramm tun's für den Anfang.

Wenn Sie das täten, wenn Sie Ihren Vitamin-C-Spiegel und Ihren Magnesiumspiegel im Blut auf die richtige Höhe bringen würden (messen!) und dann ... in den Braten beißen, dann würden auch Sie verstehen, weshalb der Tiger und nicht das Lamm sich jeden Tag aufs Neue im Dschungel durchsetzt.

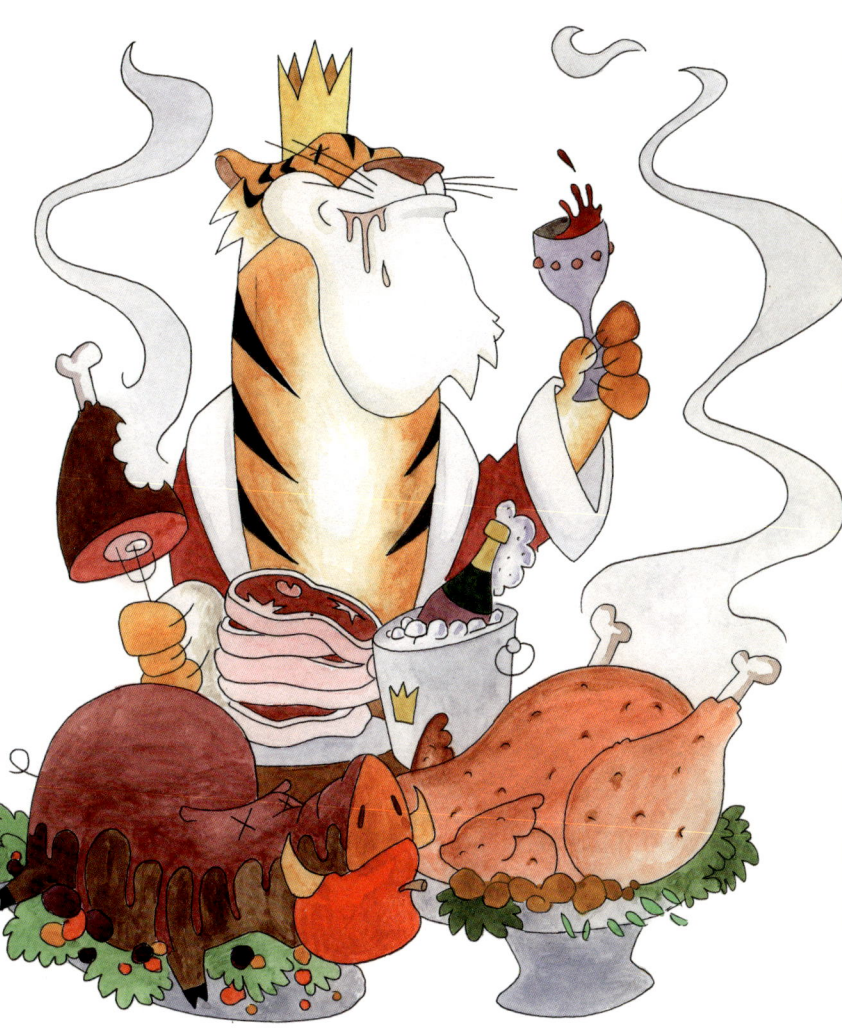

Werden Sie zum Tiger am Schreibtisch ...

81

Affen lieben verpacktes Wasser

Wie viel Sie trinken sollen? Was Sie trinken sollen? Nur ionisiertes Wasser, wie derzeit in Mode? Oder Ihr Wasser abkochen? Filtriert? Probleme über Probleme.

Schon die Frage ist falsch. Wir haben kein Foto, auf dem ein Affe Wasser trinkt. Nur in ganz seltenen Ausnahmen trinken Affen Wasser. Die trinken einfach nicht. Und leben fröhlich weiter. Ohne Nierensteine, die man ja bekommt, wenn man nicht trinkt. Drei Liter. Jeden Tag. Obendrauf. Sagt Ihnen der Urologe. Da pflege ich zurückzufragen: „Machen Sie mir das mal vor!" Schon am zweiten Tag scheitert der. Kann der nämlich auch nicht.

Affen, also unsere nächsten Verwandten, also unsere Vorfahren, müssen gar nicht trinken. Die holen sich literweise Flüssigkeit täglich – aus der richtigen Ernährung. Gekonnte Ernährung. Eine hohe Kunst. Die essen nämlich von morgens bis abends lebende Kost. Verpacktes Wasser mit Mineralstoffen und Vitalstoffen. Nennt man Obst und Gemüse. Ein Geheimnis.

Wer Leben isst, isst seine Flüssigkeit. Und braucht sich mit so typisch zivilisatorisch-menschlichen Fragen wie – „nur ionisiertes Wasser?" – nicht herumzuschlagen.

Machen Sie es den Affen nach. Essen Sie Obst und Gemüse, das zu über 80 Prozent aus Wasser besteht. Halt, stopp: Mehr als Wasser. So nämlich nehmen Sie nicht nur zusätzlich Flüssigkeit zu sich, sondern schenken sich und Ihrem Körper ein Höchstmaß an lebenswichtigen Vitaminen, Mineralien und Spurenelementen. Frisches, unbehandeltes – also lebendes – Obst und Gemüse sind das Geheimnis. Das Geheimnis von Zauberstoffen wie Vitamin C und Magnesium. Gerade diese Diamanten halten Sie jung und fit, unterstützen die Sauerstoffversorgung Ihrer Kraftwerke und entzünden ein Feuer von Glückshormonen. Zusätzlich kurbeln die beiden Zauberstoffe Ihre Fettverbrennung an und stärken Ihr Immunsystem gegen negative äußere Einflüsse.

All das sind nicht einfach schöne Träume, sondern Punkt für Punkt wissenschaftlich erforschte und bewiesene Tatsachen.

Probieren Sie doch mal: verpacktes Wasser mit Vitalstoffen.

85

Von Meer-
schweinchen
& Menschen

Das wirksamste, das wichtigste Vitamin
ist Vitamin C. Hält uns schlank, hält uns jung.
Hält uns fit. Wirkt als Entgifter im
menschlichen Körper. Stimuliert
das Immunsystem. Hält Ihre Haut glatt. Was
eigentlich wollen Sie mehr?

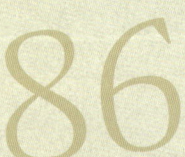

86

die Tiere machen sich ihr Vitamin C selbst. Jedes Tier dieser Welt ist schlauer als wir, die Menschen. Die haben im oberen Dünndarm einen Abschnitt, in welchem ein Enzym sitzt, das aus Zucker Vitamin C macht. Ununterbrochen. Jeden Tag mehrere Gramm.

Jedes Tier dieser Welt macht sich Vitamin C selbst. Ausnahme von dieser Regel: Meerschweinchen und Mensch. Und eins von beiden sind Sie. Doch, doch.

Sie müssen täglich Vitamin C zu sich nehmen. Mindestens 75 Milligramm. Jeden Tag. Sonst sterben Sie an Skorbut. Das ist wahr. Aber mit Jugend, Elastizität, innerem Elan, Entgiftung, glatter Haut haben diese 75 Milligramm nichts zu tun. Sondern nur – typisch für die Drohmedizin – mit dem Tod. Mit dem Skorbut. Am Tod definiert man, was Sie zu tun haben.

Definieren Sie doch mal, was Sie zu tun haben an der Lebensfreude, an der Leistung, am inneren Fliegen.

Denken Sie einmal über Vitamin C gänzlich neu nach.

Meer-
schweinchen
kennen die
Gebrauchs-
anleitung

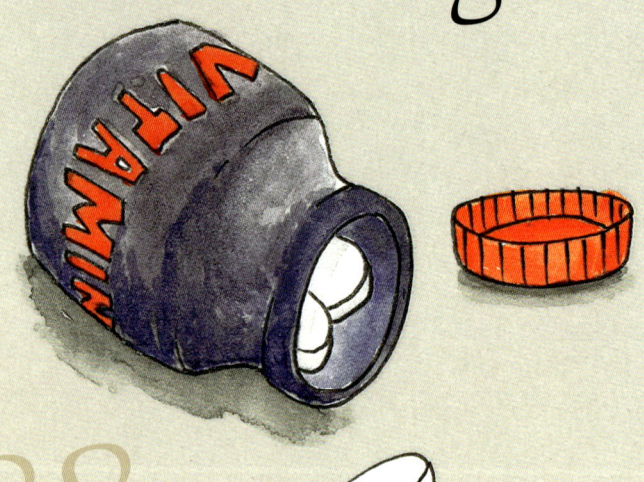

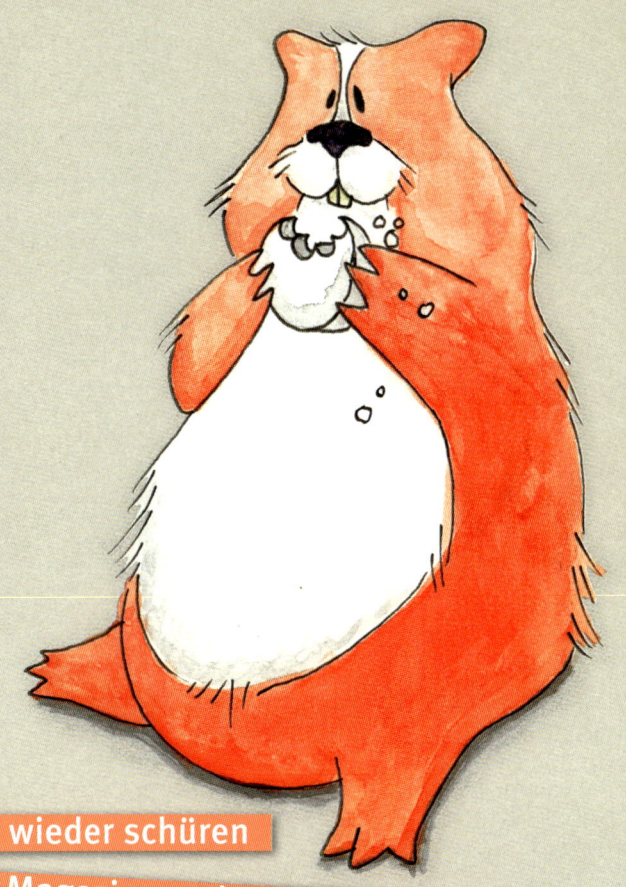

Immer wieder schüren
Bücher, Magazine und Zeitungen Angst
vor der Aufnahme größerer Mengen an
Vitaminen. Gerade zu viel Vitamin C sei
ungesund. Alles nachweislich grober
Unfug. Denn ...

89

3 Gramm Vitamin C täglich verordnete bereits der „Vitaminpapst" Linus Pauling. Zweifacher Nobelpreisträger. Vielleicht doch nicht ganz dumm. Ein hochgescheiter Biochemiker. Der muss doch wissen, wovon er spricht.

Was kaum jemand weiß: Vitamin C ist essenziell. Lebensnotwendig. Wird ständig benötigt und verbraucht: Schon ein einstündiger leidenschaftlicher Konflikt oder ein Gefühlsausbruch (wie viele haben Sie täglich?) raubt Ihrem Körper etwa 300 Milligramm Vitamin C. 300 Milligramm! Und die DGE empfiehlt Ihnen 125 Milligramm für den ganzen Tag. Dumm, wenn man nachrechnet.

Kommt hinzu: Durch starke körperliche Belastung bei der Arbeit, im Sport, durch Alkoholgenuss oder ganz besonders durch Rauchen wird massiv Vitamin C verbraucht. Immer daran denken sollten Sie, dass es nicht ausreicht, dem Körper einmal am Tag eine Dosis Vitamin C zu verpassen. Das Meerschweinchen macht das anders: Das verteilt das. Das knabbert den ganzen Tag frischen Salat, Obst …

Wichtig für Sie ist also, sich den gesamten Tag zu versorgen. Also immer wieder Vitamin C möglichst in natürlicher Form zu sich zu nehmen. Als Kiwi (ca. 100 Milligramm), als Paprikaschote, als Grapefruit, als Schälchen Erdbeeren (ca. 300 Milligramm) – Vitamin C kommt in allen Obst- und Gemüsearten vor. Nur frisch sollten sie ganz unbedingt sein. Nicht ganz einfach. Deshalb gibt es auch Vitaminkapseln, die das Vitamin C zeitversetzt, über sechs Stunden, langsam freigeben.

Vitamin C. Drei Gramm täglich.

Professor Pauling nahm selbst zehn

Gramm täglich. Wurde 92 Jahre alt.

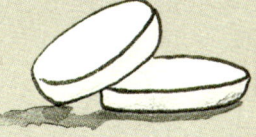

Vielleicht wusste der etwas?

Die deutsche Hausratte kann nicht lesen

Vitamin C brauchen Sie täglich 75 Milligramm.
Stimmt. Damit Sie nicht an Skorbut sterben. Stimmt
auch. Weiß die deutsche Hausratte nicht. Die kann
leider nicht lesen. Die macht sich ihr
Vitamin C selbst. Ungefragt. Viel mehr. Wie viel?

können Sie im „Focus" nachlesen. Die deutsche Hausratte vor dem Fernseher – also im entspannten Zustand – macht sich täglich fünf Gramm Vitamin C. Nicht tatsächlich, sondern umgerechnet auf Sie, den Menschen, auf 70 Kilogramm, entspräche die Menge fünf Gramm täglich. Das geht ja noch. Aber unter Stress macht die deutsche Hausratte sich bis zu 100 Gramm täglich. 100 Gramm. Jeder deutsche Fachmann würde Ihnen sagen, dass das eine tödliche Dosis ist. Weiß die deutsche Hausratte nicht. Lebt vergnügt weiter. Und genauso machen's alle anderen Tiere auf dieser Welt.

Vitamin C hat etwas mit Stress zu tun. Mit der Stressbekämpfung. Mit der Bekämpfung der Folgen von Stress. Scheint der Grund zu sein, warum gerade die Nebenniere, wo Stresshormone ausgeschüttet werden, voll ist mit Vitamin C. Auch beim Menschen. Wenn er richtig isst. Richtig isst, um dann mit Stress richtig umgehen zu können. Wenn … ja wenn!

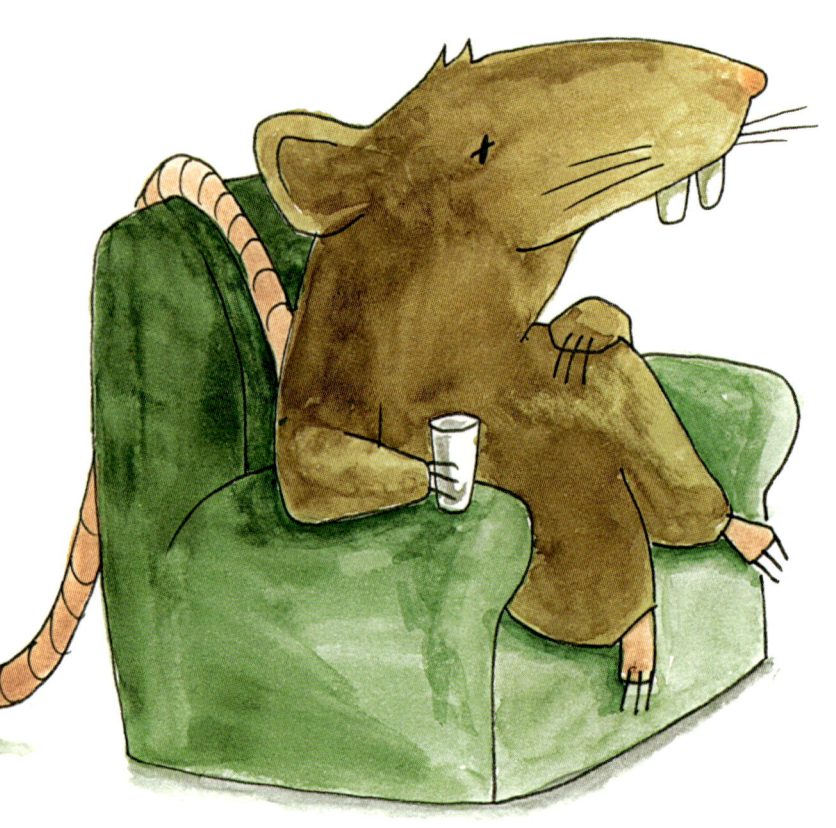

Die Ratte macht sich unter Stress

100 Gramm Vitamin C täglich.

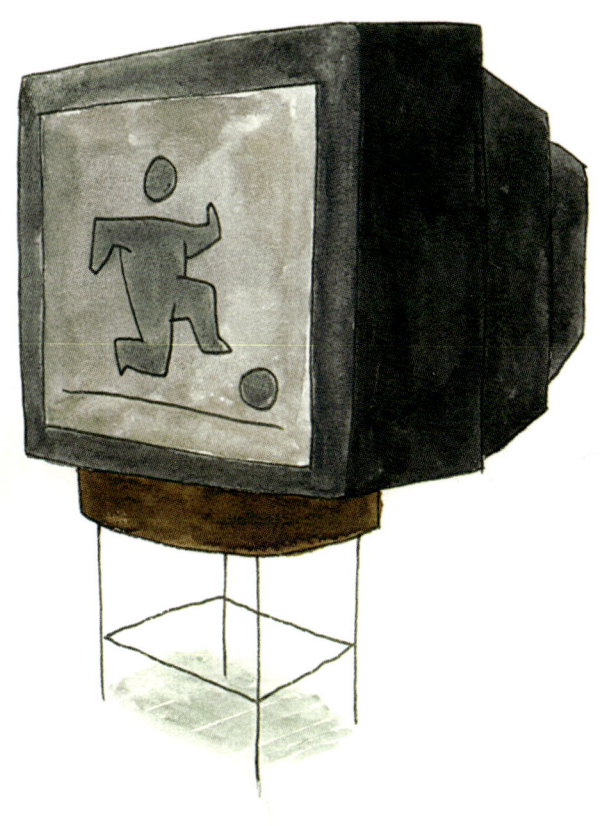

Von **dicken** Hühnern kann man lernen

Hühner leben überschaubar. Wenn man mit Hühnern Fressexperimente macht, ist man sich einigermaßen sicher, dass das Ergebnis nicht verfälscht wird durch Stress, Placeboeffekt oder Frustfressen.

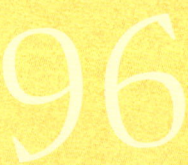

96

hühner fressen einfach. Also teilt man seine Hühner in drei Gruppen ein. Und füttert

die erste mit 18,7 Prozent
die zweite mit 42,3 Prozent
die dritte mit 73,7 Prozent

der Gesamtkalorien in Form von Kohlenhydraten. Die lieben Tiere durften essen, so viel sie wollten. Jetzt kommt's: Von den drei Gruppen fraß spontan

die erste 273 kcal
die zweite 318 kcal
die dritte 520 kcal pro Tag.

Je mehr Kohlenhydrate den Tieren also angeboten wurden, desto mehr Kalorien verzehrten sie, und desto fetter waren sie auch am Lebensende.

Achtung, Vorsicht: Nicht etwa schwerer, sondern sie hatten nur mehr Fett auf Kosten der Muskulatur. Sehen Sie sie vor sich, die dicken Hühnerschenkel? Sollten Sie im Kopf behalten. Sollten immer auftauchen, wenn Sie von Experten lesen, von der DGE lesen, die zur Verhinderung von Übergewicht oder Diabetes eine kohlenhydratbetonte Kost empfehlen …

Dieses hübsche Experiment wurde übrigens schon 1969 veröffentlicht in der Zeitschrift für Ernährungswissenschaft Nr. 9, Seite 222.

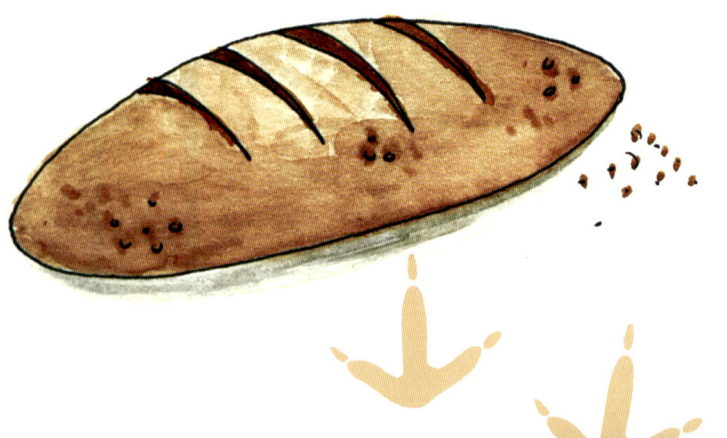

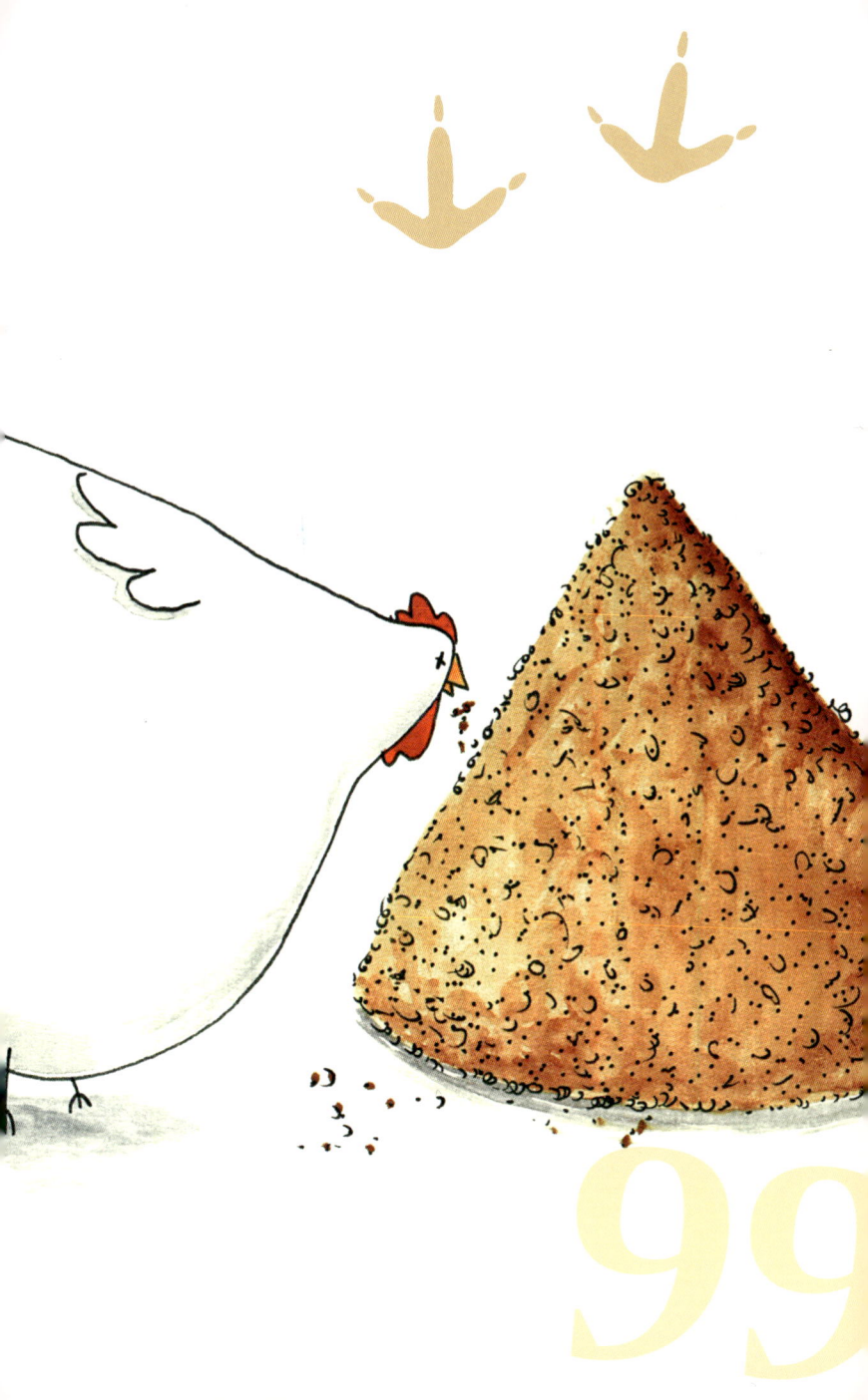

99

Woher der Sandstrandläufer seine Ausdauer nimmt

Energie. Unendliche Ausdauer. Kann man essen. Tiere machen uns das überzeugend vor.

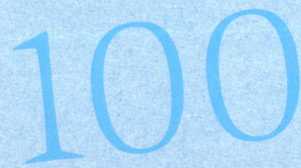

100

d a gibt's in Nordamerika den Sandstrandläufer, der im Winter als Zug-
vogel nach Südamerika fliegt.
Das braucht unendliche Ausdauer. Seiner Flug-
muskeln. Deswegen macht der Sandstrandläufer
erst mal einen Zwischenstopp an der Ostküste
Kanadas: Dort ernährt er sich zwei Wochen lang
ausschließlich von Schlickkrebsen, die einen
extrem hohen Omega-3-Gehalt haben. Und
dieses Omega-3 lässt ihn unendlich ausdauernd
werden. Berichtet ein Prof. Weber, Universität
Ottawa, im JExpBiol 212, 1106.

Woher weiß der das? Klappt das auch bei
Ihnen? Könnten auch Sie endlich einmal den
verträumtesten Lauf der Welt in Biel, nämlich
100 Kilometer in der Nacht, mitträumen? Mit
Omega-3? Tja, wer weiß…

Der Professor weiß das. Der hat nämlich
andere Vögel, Virginiawachteln, mit Omega-3

gefüttert. Wachteln, die sehr selten fliegen und dann nur ganz kurze Strecken. So wie der Normaldeutsche. Wachteln, deren Flügelmuskulatur ausgesprochen schwach ausgebildet ist. So wie beim Normaldeutschen.

Nach sechs Wochen Schlickkrebsdiät waren die Wachteln praktisch so fit wie die Langstreckenflieger. Also wie trainierte deutsche Läufer.

Genauer: Nach Omega-3-Diät wurde der Sauerstoffverbrauch der Brustmuskeln gemessen. Entspricht Ihrem VO_2max. Der war enorm gestiegen. Zusätzlich wurden vier Stoffwechselenzyme gemessen: Anstieg um 58 bis 90 Prozent – das Niveau der Sandstrandläufer.

Das ist mehr, als ein Leistungssportler nach sieben Wochen intensiven Ausdauertrainings erreichen kann: Der schafft nur 38 bis maximal 76 Prozent Enzymsteigerung.

Vorschlag: In Zukunft knabbern Sie vor dem Fernseher statt Chips lieber Omega-3. Und verblüffen die Sportwelt.

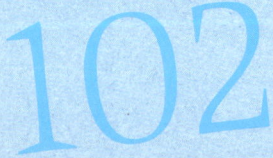

102

Das Geheimnis der Auster

Zink ist gut für ein funktionierendes Immunsystem. Stimmt. Weil Zink aus gegessenem Eiweiß das körpereigene Eiweiß macht. Und das Immunsystem des Menschen einfach nur Reineiweiß ist. 1,5 Kilogramm. Im Normalfall. Viel Zink macht also ein großes Immunsystem. Zink baut Eiweiß auf.

103

Darum gewinnen die Turnerinnen aus den ehemaligen Ostblockländern immer die Goldmedaillen. Deren Betreuer kennen den Trick mit dem Zink. Bloß andersherum. Diese Kinder werden zinkarm ernährt. Und können daraufhin das gegessene Eiweiß nicht in körpereigene Strukturen wie z. B. Muskeln oder Knochen umwandeln. Und bleiben klein. Grazil. Leicht und beweglich. Und gewinnen die Goldmedaillen.

Zink hat also etwas mit Eiweißaufbau zu tun. Das war doch eigentlich die Domäne des Testosterons! Des hauptsächlichen Anabolikums der Bodybuilder und der Sprinter. Testosteron baut Eiweiß, also Muskeln auf. Und Testosteron macht ja nicht nur das, wovon die Männer immer träumen, sondern ist verantwortlich für die innere Power, den inneren Antrieb, die Kraft, die uns nachts am Schreibtisch noch einen halben Meter Akten aufarbeiten lässt.

Also das Wichtigste für den Kopfarbeiter. Das sind nicht seine Titel, nicht sein Wissen, nicht seine Bücher. Nein – die innere Durchsetzungskraft, der innere Antrieb. Der entscheidet über Erfolg oder normales Leben. Und das Testo-

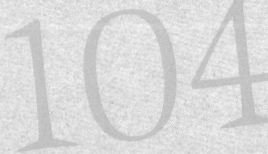
104

steron kann man nicht beeinflussen – außer mit Spritzen, sagen die Fachleute.

Stimmt nicht. Zink und Eiweiß – und Ihr Testosteronspiegel steigt an, die innere Power, die innere Dynamik, die Lebenskraft, die Durch-setzungsfähigkeit. Zink ist das Geheimnis der potenten Leader. Das wissen ganze Völker. Und empfehlen Austern. Und wir machen dünne Witze daraus. Anstatt die Quintessenz der Auster zu destillieren, zu verstehen: Die Auster ist Rein-eiweiß und Zink.

Das Geheimnis von Dynamik & Potenz:

Reineiweiß und Zink.

105

Hund müsste man sein

Leider? Ja ... denn dann würden Sie ganz anders behandelt, wenn Sie krank wären. Weshalb? Weil Tierärzte uns Menschenärzten weit überlegen sind. Hintergrund ist wohl, dass das Tier selten spricht. Dass der Tierarzt es mit der Diagnose ein bisschen schwerer hat und deswegen oft ... sehr viel gesunden Menschenverstand einsetzt.

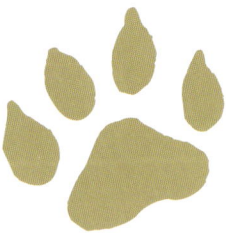

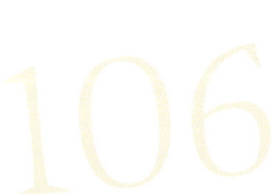

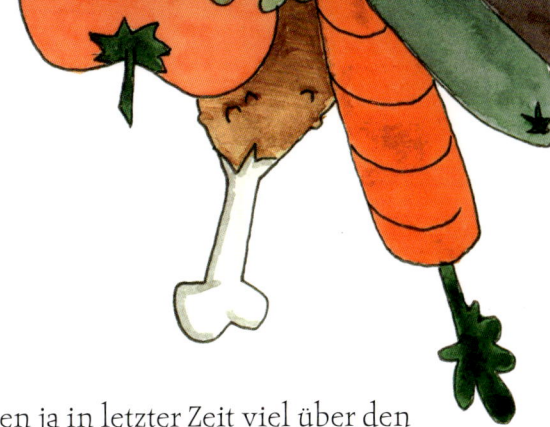

Sie haben ja in letzter Zeit viel über den Durchbruch in der Krebsbehandlung gelesen. Über Dr. Coy. Hat unser Verständnis von Krebs auf eine völlig neue Basis gesetzt: Krebs lebt vom Zucker.

All das, was man (auch ich) Ihnen dabei als neu erzählt, ist Tierärzten längst bekannt. Die sind hier viel weiter. Die behandeln viel moderner. So hängt in der Praxis des hiesigen Tierarztes ein Plakat, in dem für Tiernahrung geworben wird. Auch bei Tierkrebs. Und da lese ich doch tatsächlich:

Tiernahrung bei Tumorerkrankungen: enthält erhöhte Gehalte an Fett und Eiweiß (speziell Omega-3-Fettsäuren und Arginin) sowie weniger Kohlenhydrate zur:
› Fütterung des Patienten, nicht des Tumors.
› Verbesserung der Lebensdauer und -qualität

Da rieselt es mir den Rücken hinunter: Fütterung des Patienten, nicht des Tumors. Wissen Sie, was der krebserkrankte Mensch in unseren Kliniken bekommt? Infusionen. Glukose 10 Prozent. Zucker. Damit füttert man, wie wir heute wissen, den Tumor.

PS: Das hab ich mal in meine News gesetzt. Und prompt kam diese Reaktion:

Hallo, ich habe vor einigen Wochen unsere Hündin auf Rohfütterung umgestellt, und der Erfolg ist so enorm, dass ich mir immer in Gedanken vorstelle, wie Dr. Strunz dazu bestätigend lächelnd nickt. Ich füttere zu rohem Fleisch klein püriertes rohes Gemüse, etwas Obst sowie hochwertiges Öl. Auf Getreide wird komplett verzichtet. Hier und da mal Hüttenkäse, Ei etc. Beeren werden auch empfohlen, die frisst unsere Hündin übrigens im Wald vom Strauch.

Überzeugend ist aber das Aussehen des Hundes. Form, Fell und Haut haben sich so drastisch geändert, dass sogar Skeptiker das nicht übersehen konnten. Die Futterportionen sind mehr als genug, aber die Figur ist kompakt und durchtrainiert, der Hund lebhaft und agil. Vorher war sie leicht mollig. Jetzt einfach nur ideal. Ach ja ... die Kotmengen haben sich etwa halbiert. Zumindest ernährt sich unser Hund schon mal genetisch korrekt – und der Erfolg ist offensichtlich.

Viele Grüße
Carolin

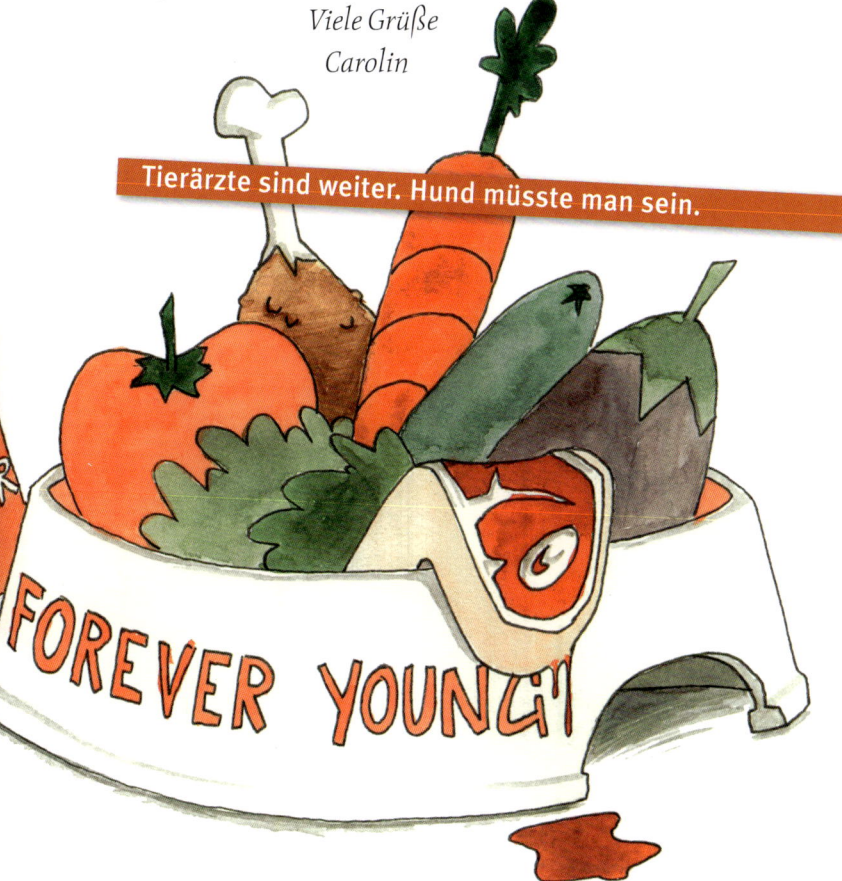

Tierärzte sind weiter. Hund müsste man sein.

FOREVER YOUNG!

Albatros mit Rückenwind

Der Albatros fliegt 1000 Kilometer. Am Stück.

Schwerelos, ohne jegliche Anstrengung.

Der Albatros kennt das Geheimnis des

Rückenwindes.

110

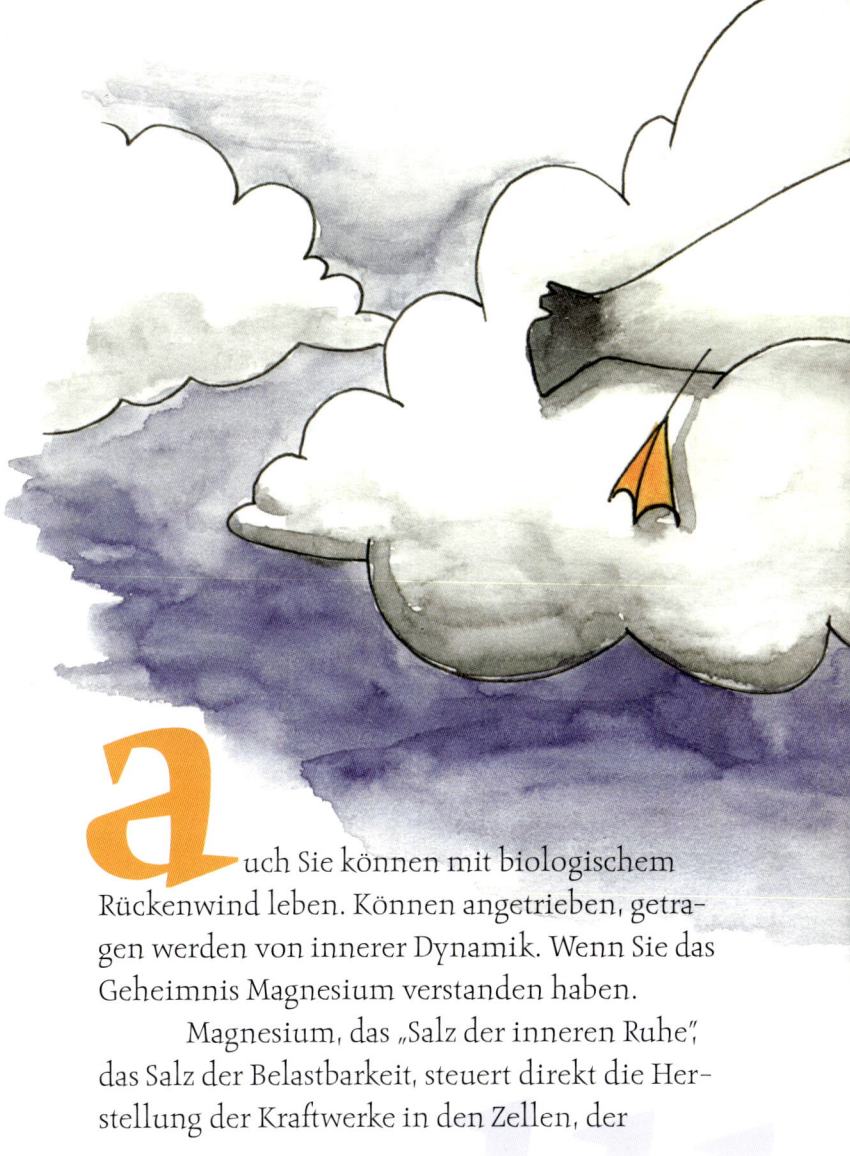

auch Sie können mit biologischem Rückenwind leben. Können angetrieben, getragen werden von innerer Dynamik. Wenn Sie das Geheimnis Magnesium verstanden haben.

Magnesium, das „Salz der inneren Ruhe", das Salz der Belastbarkeit, steuert direkt die Herstellung der Kraftwerke in den Zellen, der

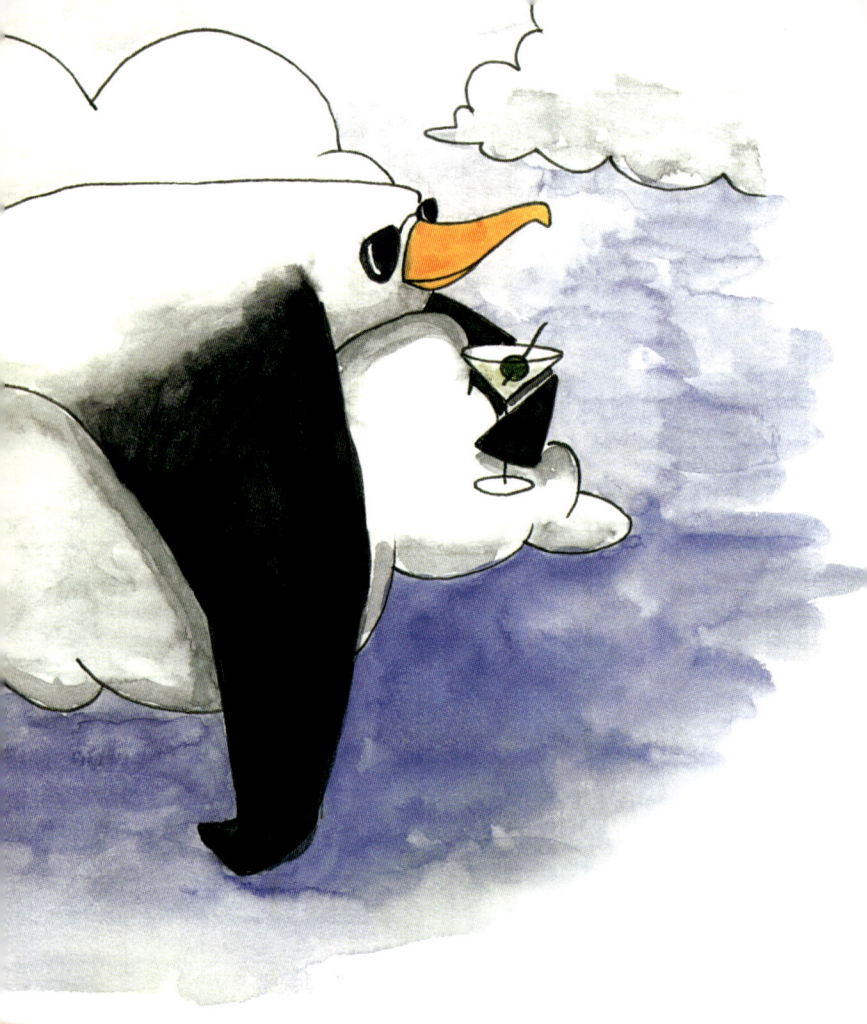

112

Mitochondrien. Diese erneuern sich alle zehn Tage. Und sind erstaunlicherweise nicht an den genetischen Code gekoppelt. Bekommen keinen Erneuerungsimpuls von den Chromosomen – wie das alle übrigen Körperzellen enthalten.

Mitochondrien erneuern sich ständig – und diese Erneuerung wird gesteuert durch einen vom Magnesium abhängigen Prozess. Je mehr Magnesium, desto mehr Mitochondrien. Je mehr Magnesium, desto mehr Dynamik, desto mehr Lebensenergie, desto mehr biologischen Rückenwind.

Lassen auch Sie sich wie der Albatros tragen vom biologischen Rückenwind – kümmern Sie sich um den Magnesiumgehalt in Ihrem Körper. Wie viel soll der Arzt denn da messen? Über 1 mmol/l im Blut. Hat keiner von denen, die da im Bundestag für alle sichtbar herumdösen.

Wo hat der Stier seine Muskeln her?

Die Urgewalt der Stiere stammt aus prallen, eindrucksvollen Muskelpaketen. Muskelmasse erzeugt also Kraft und Energie. Schon mal nachgedacht, woher der Stier das hat, was Sie auch gerne hätten?

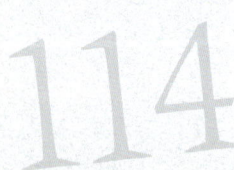

114

Wo der doch eindeutig nur Gras frisst? Gras! Dass Muskeln aus Eiweiß bestehen, ist uns allen klar. Woher hat der Stier dann das Eiweiß für seine Muskeln? Treffen sich spanische Kampfstiere abends immer hinter der Arena und schleichen sich heimlich ins Steakhaus?

Wir unterschätzen die Natur. Gründlich. Gras ist Zellulose. Zellulose ist eine Perlenkette aus Glukosemolekülen, die ein bisschen anders, ein bisschen fester miteinander verknüpft sind als in Stärke. Dennoch: Gras, Zellulose nennt der Biochemiker Kohlenhydrate. Übrigens das häufigste Kohlenhydrat auf der Welt.

Diese anders verknüpfte Perlenkette, diese Glukosekette namens Zellulose kann der Mensch und auch der Stier nicht aufbrechen, nicht verdauen. Deswegen hat der Stier im Magen Bakterien. Massenhaft. An der Universität wird gelehrt „riesige Masse von Bakterien" (Purves, S. 1215). Und

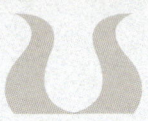

diese Bakterien verwandeln das Gras-Kohlenhydrat in Fettsäuren. Also in Fett. Das war alles. Der Stier ernährt sich von Fett. Und woher kommen dann seine Muskeln? Aus den Bakterien. Die sind natürlich Reineiweiß, Protein. Eine „riesige Masse". Und die werden vom Stier verdaut. Der Stier ernährt sich also von Fett und Eiweiß. Deshalb sieht er so aus, wie er aussieht. Urgewalt. Kraft. Energie.

Und wenn Ihr Spiegelbild heute früh im Bad dem nicht so ganz gleicht, denken Sie mal über Ihr Frühstücksbrötchen nach. Über Kohlenhydrate. Die der Stier sich jedenfalls verkneift.

In jeder Sportzeitschrift, auch heute noch, lese ich das fröhliche Märchen: Sportliche Leistung braucht Kohlenhydrate. Das müssen Sie den spanischen Kampfstieren mal erzählen. Da können die nur müde lächeln. Muh!

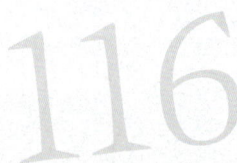

Urgewalt – Kraft – Energie macht man sich. Aus Fett und Eiweiß.

116

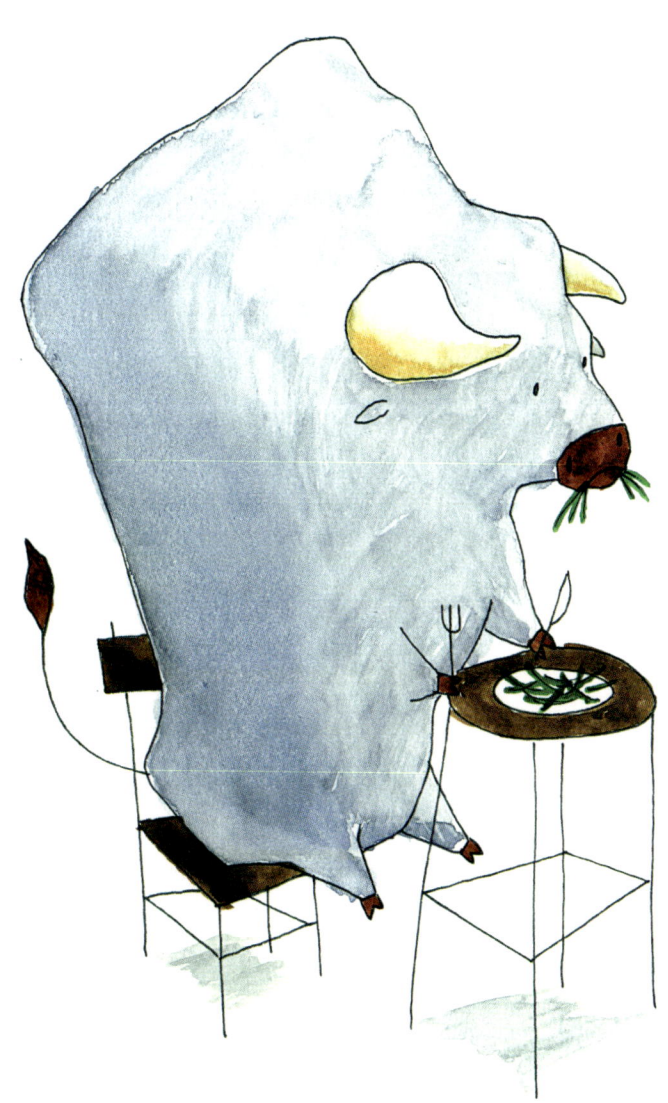

Wie man den Berglöwen wegpusten kann

Warum der Kopfarbeiter am Nachmittag müde wird? Obwohl er doch körperlich nichts getan hat? Obwohl er doch den ganzen Tag gesessen ist? Ganz einfach.

Weil er ständig Muskeln anspannt, sich verspannt, weil er Muskeln ständig nur ein bisschen, vielleicht zu 50 Prozent anspannt. Das ist nicht viel, aber sperrt die Muskeln bereits von der Blutzufuhr ab. Drückt die Adern zu. Der Muskel bekommt keinen Sauerstoff, er wird sauer. Produziert Milchsäure. Die geht ins Blut und ist der stärkste Müdemacher, den der Mensch kennt.

Drum ist der Kopfarbeiter nachmittags um zwei am Schreibtisch müde. Er produziert seine Müdigkeit, er produziert Milchsäure, völlig überflüssigerweise.

Warum er das tut? Ein Reflex aus der Steinzeit. Unter Druck, im Stress, unter Spannung verkrampfen wir unsere Muskulatur. Insbesondere die Schultermuskulatur. Wir ziehen immer ganz leicht die Schultern hoch. Ein Schutzreflex.

Früher war der Berglöwe das, was heute das Telefon ist. Unser Stressor. Der Berglöwe sprang den Neandertaler an und versuchte immer, die Halsschlagader zu erreichen, sie aufzureißen. Seine Beute ausbluten zu lassen. Geschützt hat sich der Neandertaler instinktiv, indem er seine Schultern hochzog, indem er mit den Schulterknochen versuchte, seine Halsschlagader zu schützen. Ein uralter Reflex.

Beim Autofahren wunderbar zu studieren. Alle paar Sekunden verkrampfen wir unsere Oberarme, unsere Schultermuskeln, unsere Nackenmuskeln bei jeder Stresssituation auf der Autobahn, ja schon beim Gedanken an eine Stresssituation, schon beim Gedanken an den Lastwagen, der vielleicht ausscheren könnte. Und so produzieren wir Milchsäure.

Deshalb können wir nicht am Stück von hier nach Sizilien durchfahren, ohne müde zu werden. Obwohl doch Autofahren eigentlich eine völlig entspannte Sache sein könnte. Lenkkräfte gibt es kaum noch bei der heutigen Servolenkung, Pedale bedienen – ich bitte Sie. Deshalb atmen Sie künftig aus…

Denn eine weitere negative Stressreaktion ist das schnelle Einatmen. Immer wenn Sie sich erschrecken oder unter Druck geraten, atmen Sie ein. Wenn Sie den ganzen Tag immer ein bisschen mehr ein- als ausatmen, dann steigt Ihr pH-Wert im Blut, und Ihr Kalziumspiegel sinkt.

Dadurch wird Ihr Nervenkostüm angegriffen, und Sie sind nervös und leicht reizbar. Als Lösung schlage ich Ihnen vor, den alten Schutzreflex in einen neuen – den Entspannungsreflex – umzuprogrammieren. Schreiben Sie groß und deutlich auf Karteikarten den Satz „Ausatmen und Schultern fallen lassen". Kleben Sie die Karten an die Orte, die mit häufigen Stressgefühlen verbunden sind, z.B. Auto, Telefon etc. Wenn dort demnächst wieder das Gefühl von Stress, Druck oder Ärger aufkommt, dann lesen Sie einfach die Karte, pusten Sie ausatmend den Berglöwen weg und lassen Sie entspannt die Schultern fallen. Nach einigen Wochen Übung haben Sie Ihren Schutzreflex in einen Entspannungsreflex umprogrammiert. Ihr Körper entspannt sich, der Kalziumspiegel steigt wieder, und Sie bleiben ruhig und locker.

Stress kann man einfach wegatmen!

Warum der Hai keinen Krebs bekommt

Einen Hai mit Krebs haben wir noch nie gefunden. Gibt es nicht. Fische mit Krebs gibt's überall, aber nie einen Hai. In San Diego gibt es ein meeres- biologisches Institut, in dem der Anti-Krebs-Faktor im Hai gesucht wird. Die werden lange suchen! Die haben's bis heute nicht verstanden.

122

Psychoneuroimmunologie heißt die Erklärung. Modernster Zweig der Immunologie. Die Erkenntnis nämlich, dass wir mit Psycho – unserer Seele – über Neuro – Nervenfasern – unser Immunsystem beeinflussen. Jeden Tag. Also: Wenn wir gut drauf sind, haben wir ein gutes Immunsystem, wenn wir schlecht drauf sind, ein schlechtes. Das wusste schon unsere Oma. Ein Kind, das geliebt wurde, war gesund. Ein Kind, das nicht beachtet wurde, war krank.

Und so macht's der Hai. Können Sie sich das Grundlebensgefühl eines Haies vorstellen? Dazu brauchen Sie nur einmal die Augen zuzumachen und sich zehn Sekunden in den Hai hineinzudenken. Wie er da schwimmt, eine riesige Tonne Muskeln, messerscharfe Zähne, im Weltmeer. Der Hai hat keine natürlichen Feinde. Er hat keine Angst. Sein Lebensgefühl heißt Geborgenheit. Unverwundbar.

Ihr Lebensgefühl heißt Angst. Ständig. Furcht. Vor dem Alter, vor dem Bankrott, vor der Krankheit, vor dem Tod. Deswegen können Sie Krebs bekommen.

Das Gefühl der Geborgenheit kann man sich machen. Ihre Oma wusste das. Jeden Tag ging sie abends in die Abendmesse. Und warf die Sorgen des Tages über die rechte Schulter. Und ging ohne sie nach Hause. Ohne die Sorgen.

Das Gefühl der Geborgenheit kann man machen. Durch sogenannte Bäche. Also durch Sätze, die man im Unterbewusstsein durch eine spezielle Technik verankert hat. Und dann tagsüber denkt oder sagt. Ein solcher Bach ist beispielsweise: *„Der Herr ist mein Hirte, mir wird nichts mangeln."* Oder: *„Ich denke froh und heiter, Glück ist mein Begleiter."*

Das oberste und größte medizinische Forschungsinstitut der Welt, das NIH, hat erforscht und lässt uns wissen, dass 70 Prozent aller Krankheiten durch Stress mitbedingt sind. Durch negative Gedanken und Ängste.

Wenn Krankheit in Ihrem Leben kein Thema ist, dann beziehen Sie das Ganze doch mal auf Ihre Leistungsfähigkeit. Auf Ihr Lebensgefühl. Auf Ihren Alltag: Negative Gedanken, Ängste, Stress schränken Sie ein. Ziehen Sie herab. Lassen Sie das Leben nicht mehr genießen.

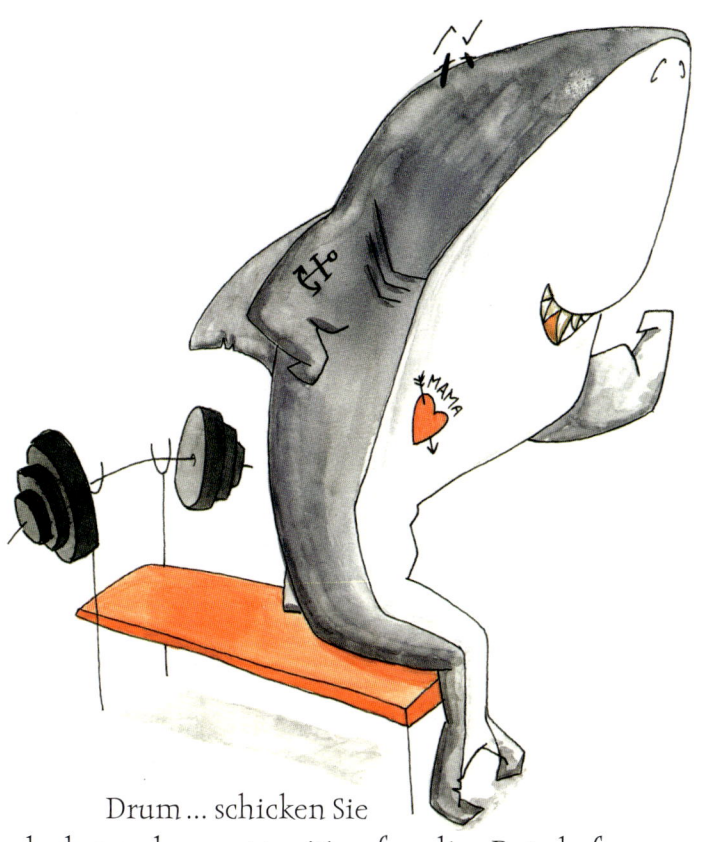

Drum ... schicken Sie
doch ganz bewusst positive, freudige Botschaften
an Ihr Unterbewusstsein und erleben Sie, wie Ihr
Lebensgefühl sich ins Positive wendet. Wie Sie
ganz nebenbei gesund bleiben – und wie Ihre
Wünsche sehr viel leichter in Erfüllung gehen.

Lächelnde Menschen denken und leben
so. Genau so.

125

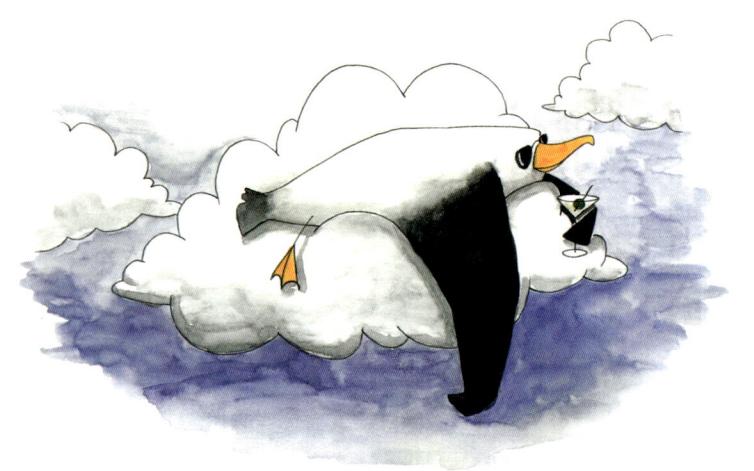

Ich denke
froh und
heiter,
Glück ist
mein
Begleiter.

Dr. med. Ulrich Strunz, Jahrgang 1943, ist praktizierender Internist und Gastroenterologe. Er entwickelte das forever-young-Erfolgsprogramm für geistige und körperliche Höchstleistung und gehörte in seiner Altersklasse zur Weltspitze der Triathleten.

Er begeistert in Vorträgen, Seminaren und zahlreichen TV-Auftritten Jahr für Jahr Zehntausende von Menschen – und führt sie in ein neues, gesundes, schlankes Leben. Sein liebstes Vorbild: die Natur.

Noch mehr Wissenswertes finden Sie auf
www.strunz.com